CHATEL-GUYON

ÉTUDE MÉDICALE

SUR

ses Eaux thermales

* * * Gazeuses

et Polymétalliques

PAR LE

Docteur SAINT-RENÉ BONNET

MÉDECIN CONSULTANT A CHATEL-GUYON

Ex-Interne provisoire des Hôpitaux de Paris
Licencié du Collège Royal des Médecins de Londres
Membre du Collège Royal des Chirurgiens d'Angleterre

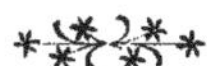

CHARLEVILLE

IMPRIMERIE SCIENTIFIQUE & LITTÉRAIRE

A. ANCIAUX

29, RUE DE L'ARQUEBUSE, 29

—

1900

CHATEL-GUYON

(PUY DE DOME)

ÉTUDE MÉDICALE

SUR

ses Eaux thermales

✳ ✳ ✳ Gazeuses

et Polymétalliques

PAR LE

Docteur SAINT-RENÉ BONNET

MÉDECIN CONSULTANT A CHATEL-GUYON

Ex-Interne provisoire des Hôpitaux de Paris
Médecin sanitaire maritime
Licencié du Collège Royal des Médecins de Londres
Membre du Collège Royal des Chirurgiens d'Angleterre

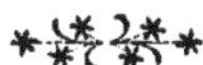

CHARLEVILLE
IMPRIMERIE SCIENTIFIQUE & LITTÉRAIRE
A. ANCIAUX
29, RUE DE L'ARQUEBUSE, 29
—
1900

Monsieur le Docteur A. BARADUC, doyen du Corps médical à Châtel-Guyon, m'a accueilli avec bienveillance et témoigné de la sympathie : qu'il me permette de lui dédier ce travail, en témoignage de mon amitié et de mon respect.

Châtel-Guyon, Janvier 1900.

St-R. B.

AVANT-PROPOS

Au cours des XVIIIe et XIXe siècles, un certain nombre d'auteurs ont écrit sur la valeur thérapeutique des eaux de Châtel-Guyon ; et, tous sont unanimes à les considérer comme un véritable médicament à action bien définie, avec ses indications et ses contre-indications.

Les expériences physiologiques qui se sont poursuivies au cours des vingt dernières années nous ont éclairés sur le mécanisme de leur action ; la rigueur de l'observation clinique en est devenue plus grande, et aujourd'hui, grâce aux éléments scientifiques que nous possédons, il nous a paru qu'une étude d'ensemble, plus complète et plus en rapport avec l'état actuel de nos connaissances, pouvait être tentée sur les eaux de Châtel-Guyon.

Cette étude nous la présentons au corps médical.

Nous nous sommes efforcés d'y exposer tout ce qu'il était intéressant et nécessaire de connaître ; et, notre attention s'est portée également sur chacun des chapitres de notre travail.

L'historique scientifique, l'action physiologique de ces eaux s'y trouvent décrits longuement ; et, les principales expériences auxquelles elles ont donné lieu y sont entièrement relatées. Quant aux indications et contre-indications à leur usage et qui naturellement devaient constituer un chapitre de première importance, elles ont été de notre part l'objet d'un examen critique tout spécial.

Puissions-nous dans cette étude que nous offrons à nos confrères avoir entièrement satisfait à notre absolu désir d'être précis.

PREMIÈRE PARTIE

GÉNÉRALITÉS

HISTORIQUE SCIENTIFIQUE. — ÉTUDE PHYSIOLOGIQUE

RECHERCHES EXPÉRIMENTALES

CHAPITRE Ier

GÉNÉRALITÉS

Groupe thermal. — Situation. — Climat.

La station thermale de Châtel-Guyon fait partie du groupe si important du Centre de la France qui compte :

La Bourboule, le Mont-Dore, Royat, Saint-Nectaire, Châteldon, la Réveille, Châteauneuf, dans le Puy-de-Dôme ;

Vichy, Néris, Bourbon-l'Archambault, dans l'Allier ;

Pougues, Saint-Honoré, dans la Nièvre ;

Bourbon-Lancy, en Saône-et-Loire ;

Vic-sur-Cère et Chaudes-Aigues, dans le Cantal ;

Miers, dans le Lot ;

Evaux, dans la Creuse.

Elle est elle-même située dans le Puy-de-Dôme, sur les bords du Sardon, à cinq kilomètres de Riom, par 45° 54' de latitude et 0° 46' de longitude Est.

Elle comprend deux parties : l'une, ancienne ou partie haute, fait face à l'Ouest aux Monts d'Auvergne qui la garantissent contre les vents humides, et domine à l'Est Riom et l'immense plaine de la Limagne. Guy II, comte d'Auvergne, y dressa jadis une forteresse, d'où le nom du village ; l'autre partie, plus récente, et qui s'agrandit de jour en jour, s'étend le long de la vallée du Sardon : c'est là que se trouvent les sources et les thermes.

D'une altitude moyenne (380 mètres au-dessus du niveau de la mer), Châtel-Guyon a un sol granitique, perméable et sec, qui ne permet guère la stagnation des eaux de pluie ; aussi, grâce à un coefficient hygrométrique faible et une pression barométrique moyenne de 727 millimètres, l'atmosphère y a-t-elle une légèreté remarquable et un mordant qui favorisent les mouvements respiratoires et activent au plus haut point les échanges cellulaires.

La physionomie atmosphérique de la contrée a été bien étudiée par un ancien interne des hôpitaux de Paris, le docteur Voury.

Chaque jour, pendant les saisons 1880 et 1881, notre confrère a soigneusement relevé les températures de 8 heures du matin, de 2 heures de l'après-midi, de 9 heures du soir, et noté régulièrement les changements dans la pression barométrique, l'état du ciel, la direction des vents.

Ces points sont très-importants pour les malades ; et, les résultats auxquels Voury est arrivé sont assez précis pour que nous les rapportions, tels qu'il les a publiés dans sa petite brochure de 1882 (¹).

(¹) *Les Eaux de Châtel-Guyon*, par le docteur VOURY, ancien interne des hôpitaux de Paris.

Voici ces résultats :

Température moyenne observée au cours des deux années 1880 et 1881.

	8 heures, matin.	2 heures, après-midi.	9 heures soir.
« Juin..........	16° C..........	20° C..........	14° C.
« Juillet........	21° C..........	26° C..........	22° C.
« Août........	19° C..........	22° C..........	18° C.
« Septembre....	15° C..........	21° C..........	13° C.

Pression barométrique moyenne :

« Juin .... 725$^{\mathrm{m}}/^{\mathrm{m}}$

« Juillet .... 735$^{\mathrm{m}}/^{\mathrm{m}}$

« Août .... 728$^{\mathrm{m}}/^{\mathrm{m}}$

« Septembre .... 723$^{\mathrm{m}}/^{\mathrm{m}}$

Pression moyenne pendant toute la durée des deux saisons : 727 millimètres.

Orages :

« Juin 9

« Juillet 3

« Août............................... 4

« Septembre 4

Total des journées belles (ciel-pur), moyennes (temps incertain), mauvaises (pluie):

	Journées belles.	Moyennes.	Mauvaises.
« Juin	19	18	23
« Juillet	40	13	7
«Août	29	16	17
« Septembre	26	13	21

Vents qui ont prédominé :

« Juin	Vents d'O. et de N.-E.
« Juillet	Vents d'E. et de N.-E
« Août	Vents d'E.
« Septembre	Vents du N. et S.-O.

De ces données et de ces moyennes, nous voyons que :

Juin présente une égalité de journées belles, moyennes et pluvieuses, une température agréable pendant le jour, plus fraîche le soir et le matin.

Juillet ne comprend guère que de belles journées, avec une température un peu élevée.

Août a quelques jours pluvieux, mais les belles journées y sont toutefois les plus nombreuses, et la température est un peu moins élevée.

Septembre a généralement quinze jours très beaux et quinze jours moyens ou pluvieux, avec une température bonne pendant le jour, mais plus fraîche le soir et le matin.

Il nous faut ajouter qu'*octobre* amène avec lui une arrière saison fraiche, mais fort agréable ; et, que seuls les cinq ou six premiers jours ressemblent, en général, aux dernières journées moyennes et pluvieuses de septembre.

Enfin, et ceci résulte des nombreuses observations météorologiques du professeur Lecoq, de l'Ecole des Sciences de Clermont-Ferrand, l'épaisseur d'eau qui tombe par an, dans la région de Châtel-Guyon, est de 53 à 55 centimètres.

On sait qu'à Paris et à Bordeaux, cette épaisseur atteint 60 centimètres ; il n'y a que sur le littoral méditerranéen et dans la région de Montpellier que la hauteur d'eau tombée annuellement soit moindre ; et, A. Baraduc l'a rappelé avec raison dans les détails qu'il donna en 1877 au Congrès international d'hydrologie et de climatologie, tenu à Clermond-Ferrand, sur la station de Châtel-Guyon.

CHAPITRE II

HISTORIQUE

Peu important jusqu'en 1870, Châtel-Guyon doit son développement actuel à l'année terrible. Ce fut après la dernière guerre, en effet, que le professeur Gübler, dont la ville natale venait d'être annexée, voulut, par sentiment patriotique, libérer les Français du tribut qu'ils payaient aux stations thermales allemandes.

« Il écrivit alors son fameux article sur les eaux minérales
« de France comparées à celles de l'Allemagne ; et, où tout en
« rendant justice en adversaire loyal aux eaux d'Outre-Rhin, il
« montrait qu'aucune d'entre elles ne pouvait être comparée
« avec les eaux des Pyrénées, les eaux alcalines de Vichy et
« de Vals, les eaux arsenicales du massif du Mont-Dore ; où
« il opposait Salies de Bearn et Salins à Kreuznach, Saint-
« Nectaire à Wiesbaden, Royat et Châteauneuf à Ems, Châtel-
« Guyon à Kissingen, Luxeuil et Néris à Gastein, Uriage et
« Saint-Gervais à Aix-la-Chapelle, enrichissant ainsi beaucoup
« des hydropoles de France qui, sous l'autorité de sa parole,

« prirent un développement considérable et se placèrent bientôt
« au premier rang des stations hydrominérales (¹). »

En ceci, toutefois, Gübler ne faisait que recommencer, mais
avec des moyens de propagande scientifique plus grands, l'œuvre
considérable d'un ancien inspecteur général des eaux du royaume
de France, Raulin, membre de l'Académie royale des sciences,
médecin du roi Louis XV. Raulin, par ses comptes rendus, fameux
dans l'histoire de l'hydrologie, avait donné à cette branche de
la science thérapeutique la place à laquelle elle avait droit ; et,
nous verrons bientôt la haute opinion qu'il s'était faite des eaux
de Châtel-Guyon en particulier.

Le premier document officiel que nous ayons sur Châtel-
Guyon est l'analyse de ses eaux par Du Clos. Elle parut en
1670, dans des « observations sur les eaux minérales de plu-
« sieurs provinces de France faites devant l'Académie royale
« des sciences » dont Du Clos était membre.

Sur Châtel-Guyon, avant cette date, nous n'avons aucune
note, aucune tradition écrite. Des fouilles, entreprises par
M. Brosson, en 1838, lorsqu'il voulut construire un nouvel
établissement thermal, et qui amenèrent la découverte de pote-
ries gallo-romaines et de débris d'anciennes piscines, peuvent
bien permettre de supposer que les Romains connurent la
station ; toujours est-il, qu'après la chute de l'Empire et pendant
toute la durée du Moyen-Age, elle fut parfaitement oubliée.

En 1713, J.-B. Chomel renouvela l'analyse de Du Clos et
consigna ses résultats dans un Mémoire sur plusieurs eaux

(¹) Eloge de feu M. le professeur Gübler, par le professeur A. Robin,
devant la Société de biologie. — Séance du 31 mai 1879.

minérales de France qu'il présenta à ses collègues de l'Académie royale des sciences.

Mais, ce ne fut qu'en 1774 que Raulin fit paraître son travail si intéressant et si complet sur Châtel-Guyon. Voici dans quelles circonstances : au cours du XVIe siècle, on commença à transporter dans toute la France les eaux d'un petit nombre de sources minérales. Bientôt des privilèges pour ce nouveau genre de commerce furent accordés ; et, le premier médecin du Roi, surintendant général des eaux minérales et médicinales du Royaume, reçut le droit de les conférer.

A mainte reprise, les plaintes s'élevèrent contre les abus résultant de ces privilèges ; aussi, Louis XV, fatigué du désordre dans lequel était tombée l'administration des eaux minérales du Royaume, créa-t-il, le 25 avril 1772, une Commission royale de médecine spécialement chargée de la surintendance de ces eaux.

Trois places d'inspecteurs généraux furent instituées ; Raulin en eut une avec la direction des travaux d'ensemble de la Commission sur les stations du Royaume.

Les résultats de ces travaux, Raulin nous les a exposés tout au long dans le tome II de son *Traité analytique des Eaux minérales, de leurs propriétés et de leurs usages dans les maladies.* Le tome I, paru en 1772, traitait des *Eaux minérales en général;* nous n'en parlerons pas. Au contraire, le tome II, paru en 1774, et dans lequel Raulin étudie en détail les eaux minérales, doit nous arrêter ; car, c'est là que se trouvent des développements précieux, au point de vue historique, analytique et thérapeutique, sur les eaux de Châtel-Guyon.

Raulin nous apprend que l'on avait découvert quatre sources nouvelles lorsqu'il publia son livre, mais que, jusqu'au milieu du XVIIIe siècle, on n'en connaissait qu'une :

« Elles sourdent, dit-il, sur la même ligne, à quelque distance
« les unes des autres et environ à cinq cents pas du village.

« La première de ces sources nouvelles est la fontaine d'Asan ;
« c'est le nom du propriétaire.

« Les eaux des fontaines, tant celles des nouvelles que celles
« de l'ancienne, sont claires et limpides ; bien plus, chose très
« rare, peut-être unique, elles sont en même temps thermales,
« gazeuzes, acidulées et purgatives, principalement l'eau de
« l'ancienne source.

« On a observé que son fluide élastique ([1]) se conserve au
« moins pendant quatre ans dans des bouteilles de grès, exacte-
« ment bouchées, sans perdre de son activité.

« La chaleur des quatre sources nouvelles est environ au
« 23° ou 24° Réaumur ([2]), celle de l'ancienne n'est qu'au 20° du
« même thermomètre ([3]). L'ancienne était aussi chaude que les
« autres le sont aujourd'hui ; ce n'est que depuis cinq à six ans
« qu'elle a perdu trois ou quatre degrés de chaleur, en changeant
« son issue, et en s'en faisant une nouvelle dix ou douze pas au-
« dessous de celle qu'elle avait dans tous les temps.

« Ce changement n'a cependant rien diminué de ses principes
« minéraux ni de ses qualités.

« L'eau de l'ancienne source de Châtel-Guyon purge les
« malades d'un tempérament ordinaire à la dose de deux livres
« ou d'une pinte, mesure de Paris ([4]), et ceux d'un tempérament
« robuste à celle de trois livres ([5]). Il arrive très rarement qu'on

----

([1]) CO_2.

([2]) 30° Centigrade.

([3]) 25° Centigrade.

([4]) 979 centimètres cubes environ.

([5]) 1468 centimètres cubes.

« soit obligé, pour se purger, d'en prendre une plus forte dose ;
« cependant, il est bon d'observer que la boisson des eaux de
« Châtel-Guyon ne cause point d'irritation ni de tranchées. La
« dose ordinaire, pour les enfants de huit à neuf ans, est d'une
« livre : on doit varier la dose selon les forces et le tempéra-
« ment des enfants. »

Raulin nous donne ensuite les détails de l'analyse de l'eau de
Châtel-Guyon faite par Cadet de Gassicourt, membre de l'Académie royale des sciences. Sur les détails et procédés de cette
analyse, nous passerons, pour arriver de suite aux résultats
obtenus.

« Il résulte, de ces expériences et de celles qu'on a tentées
« avec les réactifs, que cette eau minérale contient du fer, du
« sel marin à base alcaline, un sel de la nature du sel d'Epsom à
« base terreuse, et une portion de cette même base qui, dans
« l'évaporation, y est devenue libre, ainsi qu'une autre terre de
« la nature des terres calcaires. Ces deux différentes terres ne
« sont en parfaite dissolution dans cette eau minérale que par le
« gaz qu'elle contient et qui en a été dissipé par l'évaporation
« qu'on lui a fait éprouver.
« C'est à une évaporation naturelle et insensible de ce même
« principe, qu'on peut attribuer la cause de la précipitation du
« fer et de la portion alcaline et de terre calcaire qu'on retrouve
« au fond des bouteilles dans lesquelles on met cette eau
« minérale. »

De cette analyse, Raulin tirait des conclusions thérapeutiques
rationnelles :

« On comprend aisément, par les principes dont les eaux

« minérales de Châtel-Guyon sont imbues, quelles doivent être
« leurs propriétés.

« Ces eaux sont propres, par leur fluide élastique, à calmer le
« système nerveux lorsqu'il est agacé, irrité par quelque cause
« qui affecte la sensibilité ; par leur principe martial, à soutenir le
« ton de ses fibres et à favoriser son élasticité. Par la terre libre
« qu'elles contiennent, elles absorbent les acidités des premières
« voies, par leur sel cathartique amer, elles sont stomachiques
« et laxatives, et par leur sel marin à base alcaline, elles sont
« apéritives, résolutives et purgatives.

« Les eaux de Châtel-Guyon sont préférables à tout autre
« purgatif, pendant et après l'usage des eaux minérales, tant
« acides que ferrugineuses, sulfureuses et alcalines.

« On doit cependant les préférer dans les cas d'irritation ou de
« phlogose, lorsqu'il est nécessaire de procurer des évacuations
« par les garde-robes. Elles sont essentielles dans les déran-
« gements de l'estomac, tels que les dégoûts, les inappétences,
« les digestions tardives, dans les embarras de viscères du bas-
« ventre, dans les coliques bilieuses, venteuses et hépatiques,
« les fièvres intermittentes, dans les pâles couleurs, la jaunisse,
« les fleurs blanches, le dérangement des règles, leur retarde-
« ment, etc.

« Les eaux minérales de Châtel-Guyon portent un peu à la
« tête comme celles de Spa, de Seltz et les autres eaux minérales
« acidulées ; mais ce n'est pas de durée, et lorsqu'on les prend
« comme laxatives ou purgatives, le léger assoupissement
« qu'elles provoquent se dissipe à mesure qu'il survient des
« évacuations. »

Il termine, en comparant l'action des eaux de Châtel-Guyon à
celle des eaux de Sedlitz, qui, elles aussi, sont purgatives aux

mêmes doses, mais dont il déconseille l'usage chez les irrités et les délicats, et exprime le regret, à la fin de son exposé, de ne pas voir le Châtel-Guyon d'alors plus confortable et mieux installé.

« Les bains et les douches dont on ne fait pas usage à Châtel-
« Guyon, parce qu'on n'y a pas pratiqué les commodités néces-
« saires pour l'application de ces remèdes, seraient d'un grand
« secours dans plusieurs maladies; peut-être même seraient-
« elles préférables, en bien des occasions, par rapport à l'esprit
« éthéré volatil minéral ('), aux bains et aux sources de Vichy, de
« Bourbonne, et autres de la même qualité que ces dernières. »

Raulin avait donc bien étudié les eaux de Châtel-Guyon; et, lui, qui par sa haute charge, ses connaissances étendues sur les eaux minérales du Royaume, était à cette époque l'un des mieux placés pour apprécier les unes et les autres, témoigne à leur action thérapeutique une confiance de plus en plus grande.

Il ne cache nullement ses préférences; et, dans un autre ouvrage paru en 1777 — *Parallèle des Eaux minérales d'Allemagne que l'on transporte en France et de celles qui sourdent dans le royaume* — nous les voyons clairement et longuement exprimées.

« Les eaux minérales de Vichy, dit-il, ont acquis depuis long-
« temps de la célébrité. Ce sont celles dont on fait le plus
« d'usage dans le Royaume et celles dont on abuse le plus
« souvent; les médecins instruits ne les emploient sans doute
« qu'à propos, mais le public, toujours maîtrisé par le préjugé, se
« fait des maux infinis en les prenant comme préservatif ou

('') CO^2.

« comme remède, dans une infinité de cas et de circonstances où
« elles ne sauraient que nuire.

« Les eaux de Châtel-Guyon, quoique moins connues que
« celles de Vichy, sont plus généralement utiles. Elles convien-
« nent dans les mêmes maladies que celles de Vichy, et on peut
« en faire usage avec sécurité dans les maladies auxquelles celles
« de Vichy ne sont pas propres.

« Celles de Châtel-Guyon sont uniques dans leur espèce, et
« celles de Vichy ont à peu près leurs semblables dans le Bour-
« bonnais, dans d'autres contrées du royaume et des pays étran-
« gers. J'expose les principes des unes et des autres. C'est de la
« nature de ces principes et de l'observation, que je déduirai la
« différence de leur nature, de leurs vertus et celle des maladies
« dans lesquelles on doit en faire usage. »

C'est par l'exposé des raisons judicieuses qui guidaient Raulin,
en 1777, dans son appréciation sur Châtel-Guyon et Vichy. sa
voisine glorieuse et justement célèbre, que nous terminerons
cette partie de notre historique.

« Il paraît, par les analyses précédentes, que le principe domi-
« nant des eaux de Vichy est un alcali minéral, très âcre, qui ne
« contient que l'acide qui lui est nécessaire pour le constituer
« sel.

« Ce principe, dont la dose est considérable, puisque chaque
« livre d'eau (¹) en contient, en dissolution, un gros environ (²).
« est un alcali fixe, d'autant plus caustique, qu'il est pour ainsi
« dire dénué de toute substance propre à réprimer ou corriger
« son action. Les alcalis fixes ont une saveur âcre et brûlante

(¹) 489 gr. 5.
(²) 3 gr. 824.

« d'autant plus forte qu'ils sont plus purs et plus à nu. Des sels
« de cette nature seraient très dangereux s'ils étaient introduits
« immédiatement dans les vaisseaux du sang ; ils le sont moins,
« étant pris en boissons, dissous et étendus dans une grande
« quantité d'eau.

« D'ailleurs, le sel alcali se combine dans la digestion avec les
« acides des aliments ou avec les parties grasses ou huileuses qui
« se trouvent dans les premières voies ; par ce mélange, il se
« neutralise et il s'en forme un savon. Ce n'est que dans cet état
« que ce sel peut ne pas être nuisible. C'est donc à la sagesse
« d'une nature prévoyante et aux préparations qu'elle fait dans
« les premières voies du sel alcali, que contiennent les eaux
« minérales de Vichy, que l'on doit attribuer les bons effets
« qu'elles produisent dans les maladies auxquelles elles sont
« propres.

« Si les conditions nécessaires pour neutraliser ce sel ne se
« trouvaient pas dans les premières voies, il y causerait des
« agacements, des crispations, des irritations, des phlogoses et
« autres accidents selon la nature, effets que produisent les eaux
« de Vichy lorsqu'on en fait usage mal à propos.

« Les principes fixes des eaux minérales de Châtel-Guyon
« consistent à peu près en un gros, par livre d'eau, comme ceux
« de Vichy ; mais combien ne diffèrent-ils pas les uns des autres,
« en nature et en propriétés. Au lieu de sels irritants, les eaux
« de Châtel-Guyon ne contiennent que des sels neutres, savon-
« neux, saturés et perfectionnés à la source. Dans cet état, ils ne
« pourraient faire de violence à la nature, dans les premières voies.
« Ils y existent, par eux-mêmes, dans un état de perfection. Deux
« bases, l'une terreuse, l'autre alcaline, ont déjà opéré sur les
« sels âcres des changements plus efficaces que ceux que la
« nature doit opérer, dans les premières voies, sur le sel minéral

« des eaux de Vichy. C'est dans cet état de perfection que les
« principes alcalins minéraux des eaux de Châtel-Guyon devien-
« nent apéritifs, détersifs, laxatifs, calmants, purgatifs.

« Les terres calcaires abondantes et siliceuses, en absorbant les
« aigres des premières voies, en forment de nouveaux sels neu-
« tres, une substance huileuse, graisseuse, pour mieux dire un
« savon propre à diviser, à désobstruer, à relâcher, enfin à
« purifier la masse des liquides et à rectifier les irrégularités du
« système des solides.

« La petite quantité de matière ferrugineuse, qui est mêlée et
« confondue avec les autres principes qui minéralisent les eaux
« de Châtel-Guyon, est propre à diviser les concrétions de la
« lymphe, à dissiper les engorgements lymphatiques et les
« obstructions des viscères, à relever l'activité des fibres orga-
« niques, à les soutenir et à favoriser leur élasticité sans leur
« causer d'irritation.

« Le principe éthéré, minéral, volatil, acidulé, qui se trouve
« en abondance dans les eaux de Châtel-Guyon, soutient tous les
« autres principes suspendus dans un état de division, qui, en
« rectifiant leur nature, donne plus d'étendue à leurs propriétés.

« Ce principe éthéré, acidulé, volatil, doit être considéré
« comme un calmant du genre nerveux, propre à rectifier ses
« oscillations, à soutenir son élasticité, à modifier l'irritation
« dont il est susceptible dans le cas d'effervescence de la masse
« des liquides, dans les affections vaporeuses spasmodiques, et
« dans les convulsives. »

Grâce au puissant parrainage scientifique de Raulin, les eaux
de Châtel-Guyon occuperont une place désormais bien nette et
bien tranchée parmi les eaux minérales de France.

La station grandira lentement, toutefois ; mais les propriétés de ses sources resteront toujours un intéressant sujet d'étude et permettront d'attendre que l'occasion propice et nécessaire à son développement définitif se produise.

Tous les traités d'hydrologie, pendant la première partie du XIXe siècle, parlent favorablement de Châtel-Guyon.

En 1840, Barse écrit sa brochure : *Châtel-Guyon et ses Eaux minérales*.

Peu après, en 1843, Aguilhon de Sarran publie une Note sur l'action thérapeutique des eaux de Châtel-Guyon.

En 1859, Rotureau fait une bonne description de Châtel-Guyon dans son *Traité des Eaux minérales*.

Une autre étude, par Chaloin, paraît en 1862.

Lecoq, en 1864, vante la valeur thérapeutique des eaux de Châtel-Guyon.

Lefort, en 1865, publie un mémoire sur les propriétés physiques et chimiques de ses sources.

Avec Gübler, les progrès de Châtel-Guyon s'accentuent davantage. Les publications deviennent plus nombreuses, les recherches plus précises.

A. Baraduc fait, en 1876, la comparaison entre la valeur des eaux de Kissengen et celle des eaux de Châtel-Guyon, dans sa brochure : *Châtel-Guyon et les Eaux purgatives allemandes*.

Truchot en 1878, Willm en 1879, publient de nouvelles analyses des sources.

Aguilhon de Sarran, en 1879, rend compte du résultat de ses expériences physiologiques.

Le professeur Laborde écrit en même temps sa remarquable étude sur l'action physiologique du chlorure de magnésium.

Le docteur Voury, ancien interne des hôpitaux de Paris, présente à la Société d'hydrologie de Paris le résultat de ses recherches expérimentales sur l'action physiologique des eaux de Châtel-Guyon, au cours de l'année 1880 ; et, deux ans plus tard, fait paraître une intéressante brochure sur la station.

Le professeur Armand Fleury, de Bordeaux, rapporte une série d'observations favorables au traitement par les eaux de Châtel-Guyon, dans ses études sur les eaux de France, sériées thérapeutiquement.

E. de Lavarenne publie une bonne étude sur les eaux de Châtel-Guyon et leur emploi en dehors de la source.

A. Deschamps, de Riom, nous a laissé un bon nombre de brochures parues entre les années 1886 et 1890 : les observations qu'elles renferment sont très exactement et bien finement rapportées.

Enfin A. Baraduc, qui depuis vingt ans écrivait de nombreux articles dans les journaux médicaux spéciaux, fait paraître, en 1894, un excellent exposé des résultats de sa longue expérience, sous le titre : *Châtel-Guyon ; Traitement et indications thérapeutiques.*

CHAPITRE III

DÉVELOPPEMENT DE LA STATION

Etant donné le caractère exclusivement médical que nous voulons conserver à notre étude sur Châtel-Guyon, nous avons insisté à dessein, dans le chapitre précédent, sur l'historique scientifique de cette station.

Il nous est cependant impossible de ne pas dire quelques mots de la découverte de ses sources et du développement progressif de l'Etablissement thermal ; mais, en ceci, nous serons bref.

Au début du XVIIIe siècle, on ne connaissait qu'une seule source, celle dont Du Clos d'abord, J.-B. Chomel ensuite, firent l'analyse. Vers 1770, on en avait découvert quatre autres, et Raulin nous dit qu'à la plus célèbre, la fontaine d'Asan, les habitants du pays se portaient en grand nombre.

Jusqu'en 1817, l'eau ne fut administrée qu'en boisson ; c'est à cette époque que l'on éleva le premier et bien modeste établissement ; il comprenait une piscine commune aux deux sexes et deux baignoires. Douze personnes pouvaient se baigner ensemble dans la piscine. Pour la première fois aussi, un médecin fut attaché à l'établissement, que l'on appela l'Etablissement Gargouilhoux, du nom de la source qui l'alimentait.

La commune se réservait l'exploitation des bains.

Les choses allèrent ainsi jusqu'en 1840, lorsque Barse construisit un second bâtiment au-dessus de la source, dite de la Vernière, source de beaucoup la plus importante et qu'il avait achetée.

Il y installa deux piscines, une salle de douches et deux cabines avec baignoires en bois.

Brosson, qui prit une part extraordinairement active au développement de la station, découvrit de nouvelles sources en 1858, ce qui en porta le nombre total à treize ; et, bientôt, l'établissement de Barse, pour lequel on avait absolument délaissé celui de la commune, fut à son tour supplanté par les nouvelles installations de Brosson.

En 1878, une société nouvellement fondée acheta ces deux établissements ; la marche en avant de la station s'accéléra, et, aujourd'hui, il y a deux établissements, dont un nouveau et fort grand, qui dépendent de la même administration. Tout fait prévoir que l'ancien établissement, dit établissement Brosson, sera, sous peu, remplacé par une installation beaucoup plus vaste.

En outre des buvettes situées dans le parc très agrandi, complètement aménagé, et où l'eau se prend en boisson à des températures différentes, deux établissements spéciaux fournissent des bains minéraux aux températures naturelles de 28º C., 33º5 C. et 34º5 C.

On a installé des salles complètes d'hydrothérapie, des étuves sèches, des salles de massage; c'est encore là que l'emploi méthodique des lavages de l'estomac, de l'irrigation intestinale, des douches ascendantes, des douches vaginales, etc., a pu être fait, avec succès, il y a déjà bien longtemps. Aujourd'hui, Châtel-Guyon est une station thermale bien développée.

CHAPITRE IV

—

LES SOURCES

—

Caractères physiques et composition chimique des eaux.

—

CARACTÈRES PHYSIQUES

Les sources sont actuellement au nombre de vingt-sept, dont quatre, les sources Yvonne, Marguerite, Deval et Gübler N° IV, sont destinées aux buvettes.

La source Romaine a un débit bien faible ; aussi son eau, recueillie directement avant les repas, ne sert-elle qu'à couper les diverses boissons des malades. L'alimentation des bains, des salles d'hydrothérapie, etc., est assurée par les vingt-deux autres sources.

Les sources ont été captées au point de la jonction des terrains primaire et tertiaire ; leur origine est donc profonde.

Examinez l'eau au moment où elle jaillit du sol, et vous la verrez qui se précipite bouillonnante. Si la pression atmosphérique baisse, les bulles de gaz carbonique s'échappent plus nombreuses et plus rapides.

Une source, celle de la buvette Deval, présente le caractère d'être irrégulièrement intermittente.

Quand l'excès d'acide carbonique s'est dégagé, l'eau apparaît d'abord incolore et limpide ; bientôt, au contact de l'air, elle devient légèrement jaunâtre et se recouvre d'une couche extrêmement mince de carbonate de chaux. Peu à peu, l'oxyde de fer qu'elle contient se précipite, et, mêlé aux carbonates de chaux et de magnésie, forme les dépôts rouge foncé qui incrustent les parois des vasques et des baignoires de lave.

Abandonnée dans un vase, l'eau minérale laisse se former un dépôt d'aspect gélatineux, qui prend une coloration verte, lorsque les germes de l'air s'y fixent et s'y développent.

L'eau de Châtel-Guyon a une densité qui varie entre 1003 et 1004 à 15° Centigrade.

A l'odorat, elle est généralement indifférente, quoique certains perçoivent une très légère odeur bitumeuse, en rapport avec son origine profonde.

Au goût, l'eau présente quelques nuances suivant les sources, mais toutes ont une saveur légèrement acide, légèrement salée et styptique ; ce dernier caractère est dû au fer qu'elle contient.

Au toucher, les sels alcalins dissous, et l'acide carbonique libre, déterminent une sensation à la fois douce, onctueuse et fraîche.

La température des sources varie entre 18° et 38°.

Voici celle de quelques-unes :

Source Romaine	18° C.
Vernière	26° C.
Gübler N° I	28° C.
Gübler N° IV	28° C.
Henry	28° C.
Marguerite	31° 5 C.
Deval	32° 5 à 33° C.
Yvonne	34° 5 à 35° C.
Duclos	38° C.

Le débit des sources est remarquablement considérable ; 2,000,000 de litres par 24 heures.

Naturellement privée de germes, grâce à son origine profonde, à ses sels alcalins et à son acide carbonique libre, l'eau de Châtel-Guyon se conserve pendant de longues années dans des bouteilles bien fermées et rendues elles-mêmes aseptiques au moment du captage.

COMPOSITION CHIMIQUE

Les eaux ont une réaction acide.

Leur analyse chimique a été faite à plusieurs reprises ; nous ne donnerons pas les résultats de tous les auteurs qui s'en sont occupé, mais nous rappellerons leurs noms :

En 1670, Du Clos, membre de l'Académie Royale des sciences.

En 1713, J.-B. Chomel, membre de l'Académie Royale des sciences.

En 1774, Dufour, médecin célèbre de Riom.

Vers 1770, Cadet de Gassicourt, membre de l'Académie Royale des sciences.

En 1818, le docteur Deval.

En 1840, Barse.

En 1846, Nivet.

En 1858, Gonod.

En 1859, Chevalier, membre de l'Académie de Médecine de Paris.

En 1865, Lefort, de l'Académie de Médecine, analyse les sources Deval, Vernière, du Rocher, des Bains.

En 1878, Truchot arrive au même résultat que Lefort après avoir analysé six autres sources.

En 1879, le docteur Magnier de la Source, préparateur au laboratoire de chimie des Hautes-Etudes, et le professeur Willm, alors directeur du laboratoire de chimie du professeur Würtz à la Faculté de Médecine de Paris, firent à nouveau l'analyse des sources.

Ils arrivèrent à des résultats sensiblement concordants. La différence dans leurs résultats tient à la manière dont ces deux chimistes ont groupé les éléments dosés.

Le docteur Magnier de la Source a regardé le magnésium comme n'existant qu'à l'état de chlorure ; le docteur Willm l'a encore présenté sous forme de carbonate : aussi attribue-t-il au potassium et au lithium le restant du chlore.

Ce sont les analyses de Magnier de la Source et de Willm que nous reproduisons.

Analyse de la source Gübler Nᵒ I, par Magnier de la Source :

Acide carbonique libre...................... 1 gr. 1120.

Chlorure de magnésium.................... 1 gr. 5630.

Chlorure de sodium........................ 1 gr. 6330.

Bicarbonate de chaux...................... 2 gr. 1769.

Bicarbonate de soude. .... 0 gr. 9550.

Bicarbonate de fer......................... 0 gr. 0685.

Bicarbonate de lithium..................... 0 gr. 0194.

Bicarbonate de potassium.................. 0 gr. 2538.

Sulfate de chaux........................... 0 gr. 4990.

Silice .... ⎫
Arsenic .... ⎪
Acide phosphorique..................... ⎬ Traces.
Acide borique.......................... ⎪
Alumine .... ⎭

Total des substances connues par litre d'eau : 8 gr. 2806.

**Doses par litre d'eau des principales substances contenues
dans l'analyse de Willm :**

	Source Deval.	Gargouilhoux.	Vernière.	Sardon.
CO² libre..........	1 gr. 0710	1 gr. 6831	1 gr. 0197	1 gr. 2159
Chlorure de magné-sium	1 gr. 2326	1 gr. 3130	1 gr. 2642	1 gr. 3063
Chlorure de sodium	1 gr. 8661	1 gr. 8232	1 gr. 7901	1 gr. 7268
Chlorure de potas-sium	0 gr. 1891	0 gr. 1528	0 gr. 1380	0 gr. 1568
Chlorure de lithium.	0 gr. 0146	0 gr. 0146	0 gr. 0113	Indéterminé.
Carbonate de fer ...	0 gr. 0305	0 gr. 0420	0 gr. 0513	0 gr. 0420

En 1880, Carnot, de l'École des Mines, confirma l'analyse de Willm.

Au point de vue de la dose du chlorure de magnésium, qui paraît être le plus important de tous les sels contenus dans l'eau de Châtel-Guyon, l'écart entre le chiffre moyen de Willm et celui de Magnier de la Source est égal à 0 gr. 330 milligrammes par litre.

La composition des sources est à peu près la même : ce qui ne peut nous surprendre, étant donné leur origine profonde, commune.

Enfin, et ceci ressort encore des analyses, Châtel-Guyon est en Europe la seule station où le fer, l'acide carbonique et le chlorure de magnésium existent, côte à côte à l'état libre, en aussi grandes quantités.

CHAPITRE V

CLASSIFICATION

Une eau est dite chaude à partir de 33" Centigrade.

La température des sources utilisées variant entre 28" et 38" C., elles sont donc à la fois tempérées et chaudes.

Mais où les classer dans la gamme chimique thermale ?

Leurs principes minéraux sont si complexes et si nombreux, qu'on a pu les ranger à la fois dans des sections très différentes ; aussi n'essayerons-nous pas de faire mieux que les autres.

Nous rappellerons seulement que les eaux de Châtel-Guyon, ainsi d'ailleurs que presque toutes les eaux minérales du Plateau Central, font partie de ce que le professeur Gübler appelait les eaux protéogeiques normales ou lymphes minérales.

Il donnait ce nom « aux eaux d'origine profonde qui repré-
« sentent fidèlement l'ensemble des matières minérales néces-
« saires à la constitution des animaux, et qui sont le type des
« solutions salines entraînées par les eaux qui lavent les immenses
« lacunes, les géodes prodigieuses des couches profondes de
« l'écorce terrestre. »

En nous basant sur leur composition chimique, nous dirons des eaux de Châtel-Guyon qu'elles sont :

Chlorurées sodiques ;

Chlorurées magnésiennes ;

Bicarbonatées mixtes ;

Lithinées ;

Fortement ferrugineuses ;

Fortement effervescentes par leur acide carbonique.

CHAPITRE VI

—

EFFETS PHYSIOLOGIQUES DES EAUX DE CHATEL-GUYON
DANS LEURS DIVERS MODES D'EMPLOI

—

I. — En Boisson.

Depuis que l'analyse critique des faits est devenue plus sévère, quelques points de détail ont été réformés, touchant les vertus calmantes, reconstituantes, apéritives, laxatives et purgatives des eaux de Châtel-Guyon.

Ainsi que nous le montrera l'exposé qui suit, Raulin avait bien étudié l'action de ces eaux ; toutefois, la tendance générale, à l'heure actuelle, est de modifier de plus en plus la tradition qui les faisait regarder surtout comme purgatives ; mais ce n'est pas avant d'avoir complètement exposé leurs effets physiologiques et rapporté entièrement les principales expériences de laboratoire, que nous tirerons nos premières conclusions.

Si l'on soumet à l'observation un plus ou moins grand nombre

d'individus de santé moyenne, voici ce que l'on observe généralement du côté des divers appareils :

A. — Eau prise en quantité moyenne (de **200** à **500** grammes par jour.)

Appareil de la Digestion. — Foie.

L'appareil de la digestion et son principal annexe, la glande
hépatique, sont rapidement influencés par les eaux polymétalliques de Châtel-Guyon ; grâce à elles :

La sensation de la faim augmente de plus en plus ;

Celle-ci est quelquefois très vive au bout de quelques jours de
traitement.

Les sécrétions des diverses glandes de l'estomac s'accentuent.

Les contractions des tuniques musculaires sont plus énergiques.

Il en résulte une activité plus grande de la digestion stomacale.

Assez souvent, et sans pour cela que de la gêne ou de la
douleur s'ensuivent, on remarque des éructations probablement
dues en partie à l'acide carbonique ingéré.

Les intestins renferment en même temps quelques gaz.

Les selles sont en général plus faciles, plus régulières ; elles se
reproduisent deux et même trois fois chez certains sujets, mais
ceci n'est pas la règle.

Les selles sont molles, non moulées, rarement diarrhéiques.

Quelle que soit leur coloration au début, il est extrèmement
fréquent de les voir bientôt présenter un aspect verdâtre.

Cette teinte s'accentue de plus en plus et rappelle les fameuses
selles de Karlsbad.

Le flux biliaire est manifestement augmenté.

Appareil de la Respiration.

A l'action énergique de l'atmosphère de Châtel-Guyon vient se joindre le stimulus des eaux.

Il en résulte :

Une respiration au début un peu rapide, mais bientôt plus lente et plus profonde.

La tâche des muscles inspirateurs semble facilitée.

L'air paraît extrêmement léger.

Les mouvements des parois thoraciques et abdominales, suivant le type observé, paraissent plus amples, plus réguliers.

Les poumons arrivent, par suite, à se déplisser dans presque toute leur étendue ; il n'y a qu'à ausculter systématiquement quelques malades pour entendre, après une dizaine de jours d'un traitement régulier, un murmure respiratoire net, là où le silence était la règle.

Une meilleure gymnastique du poumon, une oxygénation plus parfaite, grâce à un air léger et pur ainsi qu'à l'action directe des eaux sur les globules rouges, sont donc facilement et rapidement constatées.

Appareil de la Circulation

Les changements qui s'opèrent simultanément du côté du cœur sont : d'abord un peu d'accélération du pouls ; mais, en même temps que la respiration devient plus ample, plus régulière, plus utile, on note que le cœur bat plus fortement, paraît mieux se vider ; le pouls est plus plein, résiste mieux à la pression du doigt, la tension artérielle s'élève légèrement.

De ce fonctionnement plus ample, plus complet du poumon, et de l'énergie plus grande dans la contraction de la fibre musculaire lisse du cœur, il suit que le travail du cœur droit est moins fatigant, la circulation de retour aisée, les échanges cellulaires plus parfaits, grâce à une circulation capillaire moins encombrée.

Le cœur fonctionne mieux parce que la respiration s'améliore, mais aussi parce que l'eau excite directement soit les centres de la circulation, soit la fibre musculaire cardiaque elle-même.

Appareil Urinaire.

Deux phénomènes se produisent rapidement qui frappent le sujet le moins observateur.

Le besoin d'uriner devient presque immédiatement très-marqué, et l'urine émise est abondante.

De plus, et sans que pour cela s'y joigne le moindre ténesme, la vessie se vide plus énergiquement.

Les analyses faites pendant nombre d'années permettent de fixer, ainsi qu'il suit, les changements opérés dans la composition des urines.

(a) *Le sujet est sain :*

Il y a :

Augmentation considérable de la quantité d'urine par 24 heures.

Augmentation légère de la densité.

Augmentation légère au début de l'acide urique, puis sa diminution et sa disparition.

Augmentation de la quantité d'urée émise par 24 heures.

Augmentation des chlorures.

Diminution de l'acide phosphorique.

(b) *Le sujet est atteint dans sa nutrition générale :*

C'est un diabétique :

Insipide. — Jusqu'ici pas d'observation.

Glycosurique. — Si le malade rentre dans la catégorie des diabétiques arthritiques, non arrivés à la période de cachexie, on peut presque, à coup sûr, pronostiquer une diminution rapide du sucre.

Si la glycosurie diabétique coïncide avec de l'azoturie, bien souvent les deux symptômes s'améliorent.

Si le malade est un de ceux que le docteur Lancereaux et son élève, le docteur Thiroloix, ont pu justement appeler les diabétiques maigres, alors l'effet des eaux est bien aléatoire. Si, par hasard, on observe une diminution légère du sucre, elle ne dure pas.

Azoturique. — En général l'urée diminue vite.

C'est un goutteux :

Acide urique. — Augmente d'abord, puis diminue.

Urates. — Expulsés d'abord en grande abondance, diminuent, puis disparaissent rapidement.

Mais, ainsi que A. Baraduc l'a fait remarquer, ils ont souvent une tendance à reparaître vers la fin du traitement. Il suffit alors de prolonger la cure pendant quelques jours pour que tout rentre dans l'ordre et pour longtemps.

Urée. — Augmente avec la disparition des urates et de l'acide urique.

C'est un albuminurique :

Gübler avait noté un cas intéressant d'amélioration dans un

mal de Bright caractérisé par de l'urémie, de l'anasarque, une albuminurie considérable avec desquamation des tubuli.

Les nombreux résultats, recueillis surtout par A. Baraduc, et ceux que nous-même avons observés, ne nous permettent pas cependant d'être aussi catégorique que nous l'aurions désiré, touchant l'emploi de l'eau de Châtel-Guyon dans les divers cas d'albuminurie. Dans la seconde partie de ce travail, nous reviendrons sur ce point, à propos de la néphrite et de l'albuminurie. Disons simplement, que dans les cas d'albuminurie fonctionnelle liée, soit à une aplasie artérielle (surtout chez les jeunes filles), soit à des troubles vaso-moteurs congestifs, relevant du système nerveux, ou d'un fonctionnement défectueux du cœur droit chez des cardiaques dont la fibre peut, cependant, être relevée, soit encore à un mauvais état du tube digestif, l'amélioration est la règle.

A la suite d'un grand nombre d'affections toxiques, sans grandes lésions du côté de l'épithélium et de la trame conjonctivo-vasculaire du rein, le traitement, dirigé prudemment et de façon à tâter le malade, pourra être suivi de bons effets.

C'est avec des lésions épithéliales graves, aiguës ou chroniques, primitives ou suites de maladies infectieuses, à prédilection rénale comme la scarlatine, ou encore avec des lésions conjonctivo-vasculaires anciennes et étendues relevant, soit de l'artériosclérose, soit du saturnisme, que l'obscurité commence et que l'on se trouve en présence de résultats contradictoires.

C'est un phosphaturique :

La diminution des phosphates est la règle.

Appareil de la Génération.

Chez l'homme :

Avant même que l'amélioration générale soit assez marquée pour l'expliquer, on constate un effet parfois très marqué sur la spermatogénèse. Il n'y a là rien qui puisse nous surprendre, étant donné la connexité étroite entre l'appareil génital et l'appareil urinaire, sur lequel, nous l'avons vu, l'action de l'eau de Châtel-Guyon est rapide.

La congestion prostatique diminue lorsque l'affection n'est pas trop ancienne.

Chez la femme :

La menstruation est manifestement plus facile, moins douloureuse, plus abondante et avance toujours.

Ces faits sont si fréquents qu'ils sont maintenant du domaine de la banalité à Châtel-Guyon.

L'ovulation paraît plus parfaite dans les cas de débilité générale et de polysarcie.

Peau et Muqueuses.

La sécrétion de leurs diverses glandes est augmentée.
La circulation périphérique plus active.
La desquamation des cellules de revêtement plus rapide.

Organes des Sens et Système Nerveux.

Il y a souvent une légère lourdeur de tête, qui disparaît assez vite, lorsque l'on prend les eaux pour la première fois.

Cependant, au bout de quelques jours, on constate fréquemment que le travail intellectuel est plus facile ; en même temps qu'à une irrigation plus parfaite de l'encéphale, le fait nous paraît dû à une excitation très probable des cellules cérébrales par les sels des eaux.

Cette action n'est pas limitée vraisemblablement au seul cerveau, car ce que nous avons vu plus haut, touchant l'énergie de la respiration et de la circulation, le fonctionnement des réflexes anal et vésical, etc., que l'on voit parfois devenir très marqués, témoigne encore de son influence sur les cellules des divers centres médullaires.

Chez l'homme sain, les organes des sens, toucher, odorat, ouïe, vue, goût, ne sont pas modifiés. Il n'en est plus de même dans les cas pathologiques sous la dépendance du diabète ; et, il est vraiment remarquable de constater la progression relativement rapide, avec laquelle les malades notent une amélioration, qui coïncide, d'ailleurs, avec une quantité de sucre très diminuée et un fonctionnement du tube digestif plus régulier.

État général.

Les fonctions organiques vitales s'opèrent vite et mieux : il semble que, dans la majorité des cas, nos échanges cellulaires reçoivent un vigoureux coup de fouet.

B. — L'eau est prise en quantité supérieure à 500 grammes, inférieure à 1.500 grammes.

Chez les sujets robustes, on remarque souvent une exagération des phénomènes précédents, ou simplement d'une partie d'entre eux.

C. — L'eau est prise en quantité supérieure à 1,500 grammes.

Quand l'eau est prise en quantité supérieure à 1,500 centimètres cubes, des effets purgatifs se produisent chez un grand nombre d'individus à constitution robuste.

Toutefois, même dans ce cas, avec des émonctoires normaux et fonctionnant bien, nous ne croyons pas qu'il soit utile de dépasser 1,500 à 2,000 centimètres cubes d'eau par vingt-quatre heures, et cela, plusieurs jours de suite.

Il arrive, dans ce cas, que la pesanteur de tête se manifeste avec une netteté absolue ; et, si par hasard, une néphrite, que rien ne faisait soupçonner, se réveille, ou qu'une prédisposition à l'hémorrhagie cérébrale, par suite d'un mauvais état des vaisseaux, existe, des accidents fâcheux peuvent se produire.

Les médecins qui conseillent les fortes doses veulent imiter les paysans. Ceux-ci généralement solides, à intestins résistants, à émonctoires sains, à artères non envahies par l'artério-sclérose, peuvent absorber des quantités, parfois considérables, d'eau minérale pendant quelques jours. Ils recherchent alors un véritable nettoyage de leur tube digestif, de leur appareil urinaire, et une sudation exagérée, destinés à les débarrasser de leurs ptomaïnes et de leurs toxines. Toutefois, l'effet puissant qu'ils provoquent ainsi une fois obtenu, ils s'en vont. Au contraire, le malade qui vient réclamer nos soins a ses organes plus ou moins atteints, et sa vitalité est diminuée. Avec un tel sujet, dont les viscères doivent, peu à peu et sans secousse, être ramenés à un fonctionnement régulier, peut-il être question de doses massives ? Et ne voit-on pas que la prudence est absolument de rigueur chaque fois que le rein, le cœur, les vaisseaux sont touchés, même légèrement, et qu'un appareil de la digestion déjà désorganisé aura à subir l'action énergique de l'eau de Châtel-Guyon ?

II. — En Bains.

La grande quantité d'eau fournie par les sources (2,000,000 de litres par 24 heures), permet d'utiliser, à la fois, des bains à eau courante et à eau fermée.

Les bains à eau fermée peuvent se donner à la température que l'on veut, soit avec de l'eau minérale, soit avec de l'eau ordinaire, nous n'en parlerons pas.

Ceux que nous allons spécialement étudier sont les bains à eau courante minérale.

L'eau arrive directement de la source dans les baignoires sans avoir pris contact avec l'air.

« On réalise donc, à Châtel-Guyon, dans chaque baignoire,
« pour chaque malade, les conditions que l'on cherchait, autre-
« fois, à produire, en installant une piscine commune sur le
« griffon même de la source, conditions qui étaient et sont encore
« très appréciées, mais qui obligent à prendre le bain en commun,
« ce qui est peu dans nos mœurs actuelles, sans compter bien
« d'autres inconvénients (A. Baraduc). »

La minéralisation est grande en ce qui regarde les chlorures, les bicarbonates et l'acide carbonique.

Dans chaque baignoire, qui cube 500 litres environ, il entre, d'après l'analyse de Magnier de la Source, 7 gr. 1,686 de sels en solution par litre, ce qui nous donne un total de 3 kil. 584 gr. de substances minérales par baignoire. Or, comme le bain se renouvelle à peu près cinq fois, en trente minutes, on voit que le corps entier est en contact, pendant tout ce temps, avec une masse minérale atteignant le poids de 17 kil. 920 gr.

Si l'on se rappelle que, par litre, il y a 1 gr. 112 d'acide carbonique libre, soit 2 kil. 780 gr. de gaz pour toute la durée du bain, on s'expliquera facilement les phénomènes que nous allons exposer.

Les bains à eau courante sont à trois températures différentes, 33° 5 C., 34° 5 C. et 28° C.

En entrant dans le bain à 33° 5, la première impression ressentie est toute de fraîcheur; il semble, en même temps, que l'on touche quelque chose d'onctueux, puis la peau se contracte et il se produit ce que l'on a appelé le phénomène de la chair de poule.

En restant immobile, on voit bientôt le corps tout entier se couvrir de bulles abondantes de gaz acide carbonique, qui s'élargissent de plus en plus, en se fusionnant les unes aux autres.

Grâce à l'action directe de l'acide carbonique sur les petits vaisseaux de la périphérie et sur les filets des vaso-moteurs, il y a bientôt une vaso-dilatation considérable de toute la partie du corps ainsi plongée dans le bain; en même temps, la sensation de chaleur devient manifeste.

Les sels, en solution, augmentent fortement cette première action et favorisent une bonne réaction.

La plupart des sujets observés éprouvent une légère oppression en entrant dans le bain; d'une part, la densité plus grande du liquide, et, de l'autre, les phénomènes de vaso-constriction du début, expliquent cette impression un peu désagréable, mais de courte durée.

Le pouls ne tarde pas à être moins tendu et rapide; après un bain prolongé, immédiatement au sortir de l'eau, la température est généralement diminuée de quelques dixièmes de degré, ce

4

qui est normal, puisque le sujet s'est trouvé, pendant un temps assez long, dans un milieu au-dessous de la température du corps.

Au sortir du bain, la réaction, qu'avait annoncée la sensation de chaleur dont nous avons parlé, s'accentue, et c'est avec une sensation parfaite de bien-être, de vigueur et de souplesse que le malade quitte la cabine.

Les muqueuses, en contact avec l'eau minérale, sont quelquefois le siège de fourmillements et donnent lieu à des démangeaisons.

Quant aux fibres musculaires lisses formant des plans étendus, ainsi que cela existe au niveau du scrotum, elles se contractent énergiquement, au point d'amener quelque douleur par compression testiculaire : toute la région scrotale est en même temps le siège de picotements.

Les reins fonctionnent plus vite, la diurèse est plus abondante.

La vaso-dilatation qui s'exerce sur toute la surface du corps, et pendant un temps considérable, produit une dérivation remarquable sur la circulation des organes profonds ; le travail du viscère cardiaque en est rendu plus facile ; sa fibre musculaire, momentanément soulagée, est plus à même de bénéficier de l'action directe sur ses cellules contractibles de l'eau prise en boisson ; mais, c'est surtout dans les cas de congestion des viscères abdominaux ou d'agrégats inflammatoires péri-intestinaux, que les effets décongestionnants de cette excitation de la circulation périphérique sont les plus marqués.

Les bains à 34°5 C., d'un degré par conséquent au-dessus des précédents, produisent, eux aussi, les meilleurs effets ; mais on les réserve aux personnes à réaction plus faible. Le gaz carbonique et les sels conservent leur action excitante et décongestionnante, et l'on a moins à craindre les mauvais effets d'un écart trop brusque, entre la température centrale et la température d'un bain où le malade devra rester un certain temps.

Les effets que nous avons décrits à propos des bains à 33° 5 C. arrivent à leur maximum quand on utilise les bains à 28° C.

La réaction se produit moins vite, mais est beaucoup plus violente ; les sensations de fourmillement, de picotement, les contractions des plans musculaires lisses superficiels sont exagérées ; il y a évidemment une action excitante portée au plus haut point. A cause du refroidissement périphérique plus marqué ici, par suite de neuf degrés de différence entre la température du corps et celle de l'eau minérale, le gaz carbonique et les sels minéraux ne peuvent déterminer aussi rapidement que précédemment la réaction utile : une ou deux minutes sont en général nécessaires pour qu'elle se fasse, et l'on comprend que toute personne trop affaiblie pour supporter ce léger refroidissement doit les éviter. Ce n'est qu'après un certain temps, lorsque la puissance de réaction sera accrue par l'usage des bains précédents, que l'on sera en droit de conseiller, suivant les cas, l'usage de ces bains si toniques, et si puissamment décongestionnants.

III. — En Douches chaudes et froides.

Il existe, à Châtel-Guyon, une salle d'hydrothérapie complète, où l'on se sert à volonté d'eau minérale ou d'eau ordinaire.

L'eau ainsi employée, suivant les règles ordinaires de l'hydrothérapie, n'a aucune action spéciale ; toutefois, la médication hydrothérapique constitue, avec l'étuve sèche et les salles de massage, un adjuvant précieux aux divers modes de traitement en usage dans la station.

IV. — En Lavages de l'Estomac.

Le docteur A. Baraduc faisant, il y a déjà longtemps, des recherches sur la valeur comparée de l'eau ordinaire, des eaux alcalines de Vichy, de Vals et de celles polymétalliques de Châtel-Guyon, employées tour à tour pour le lavage de l'estomac, remarqua le premier l'amorçage spontané du tube disposé en syphon, quand on utilisait l'eau de Châtel-Guyon.

Il est en effet exact, qu'avec les estomacs sains, et dans les cas de dilatation moyenne du viscère, le contact de l'eau de Châtel-Guyon avec la muqueuse gastrique provoque, immédiatement, la contraction de la poche stomacale. Chez les grands dilatés atoniques, le phénomène ne se produit généralement qu'après plusieurs séances.

Cet amorçage spontané du tube, sans que l'on ait recours à l'aspiration ou à l'action de tousser, qui permettraient au liquide contenu dans le viscère de monter dans la partie disposée en syphon, est facile à suivre sur les malades à parois abdominales amincies et atones; l'estomac, qui se contracte sur l'eau qu'il contient et tend à chasser, fait alors une saillie considérable, sous forme d'une masse globuleuse.

On se sert, à Châtel-Guyon, des tubes de Faucher et de Debove pour l'exploration de l'estomac; mais, quand il s'agit de laver l'intérieur du viscère et de maintenir au contact prolongé de l'eau minérale sa muqueuse dynamiquement troublée ou matériellement atteinte, on emploie le tube modifié à double courant d'Aud'houi.

Le double tube en place, l'eau pénètre par le conduit le plus mince dans l'estomac; il s'y répand sous forme de douche circulaire, grâce à une série de petits trous disposés tout autour de l'extrémité stomacale de ce conduit.

Quand l'estomac est suffisamment rempli par l'eau minérale pour que la contractilité des couches musculaires soit mise en jeu, on voit l'eau sortir spontanément par le second conduit, à diamètre plus considérable, et dont la partie extérieure, disposée en syphon, permet au liquide de tomber dans un récipient *ad hoc*.

Il résulte de cette ingénieuse disposition un courant continu, qui fatigue moins les malades. Les lavages à l'eau de Châtel-Guyon agissent sur les diverses parties de l'estomac, sur sa muqueuse avec ses glandes, son vaste réseau de capillaires, ainsi que sur sa couche musculaire lisse ; les extrémités nerveuses sont encore le point de départ de réflexes fonctionnels, moteurs et trophiques. Il en résulte une sécrétion plus grande d'acide chlorydrique, et par suite, un suc gastrique plus puissant, une augmentation de la contractilité des parois lisses du viscère, un retour à un fonctionnement meilleur de l'appareil nerveux stomacal ; l'appétit augmente rapidement, et les troubles de la digestion, même chez les vieux hypochlorydriques atoniques, s'amendent.

L'influence antiseptique de CO^2 et des bicarbonates alcalins, que contient l'eau de Châtel-Guyon, se manifeste nettement sur les estomacs des grands dilatés, véritables tubes à culture.

V. — Douches ascendantes. — Entéroclyse.

Des salles spéciales permettent aux malades d'user des douches ascendantes et de l'irrigation intestinale.

On sait la grande objection faite, avec raison, à notre avis, à l'usage des douches ascendantes par le docteur Caulet, devant la Société d'Hydrologie de Paris, en 1879.

Il avait noté nombre de cas, où la pression considérable dont on abusait alors et dont on abuse encore maintenant dans la plupart des établissements hydrothérapiques, avait amené des syncopes graves, de véritables anéantissements de tout l'individu.

Aussi doit-on, d'après nous, être prudent quand on emploie la douche ascendante, et nous ne pensons pas qu'il soit absolument nécessaire de se servir d'une pression de plusieurs mètres, pour réveiller la contractilité de l'ampoule rectale, augmenter le réflexe de la défécation, et activer la circulation de retour dans les veines hémorrhoïdales.

Quand on veut porter l'action de l'eau minéralisée sur la totalité, ou une partie seulement, du gros intestin, on recourt de préférence à l'entéroclyse ; et Châtel-Guyon, grâce à la thermalité de son eau (38° C.), à sa minéralisation spéciale, a le droit de revendiquer de nombreux succès dus à cette méthode de traitement.

Ici, l'entéroclyse est limitée au territoire du gros intestin ; il faudrait des cas bien spéciaux, pour que l'on songeât à irriguer une partie de l'intestin grêle.

L'installation, qui s'est faite d'après les règles posées par Lesage et Dauriac, et recommandées par A. Mathieu, permettrait cependant ce temps opératoire plus spécial.

Dans l'entéroclyse, l'eau de Châtel-Guyon :

1° Agit par son asepsie naturelle. En effet, cette eau, comme toutes les eaux fortement gazeuses et d'origine volcanique, sort absolument aseptique du griffon ; ses bicarbonates, dont depuis longtemps les propriétés anti-fermentescibles sont connues, ajoutent encore à sa pureté. Elle peut donc assurer un nettoyage parfaitement aseptique de ce véritable nid à cultures qu'est le gros intestin, surtout chez les malades atteints de constipation, de colite muco-membraneuse, d'ulcérations, etc.

2° Par ses sels, son acide carbonique libre et sa température, elle agit sur la circulation des colons, du cœcum et de l'appendice iléo-cœcal, qu'elle ranime et excite.

Les glandes de Lieberkühn, les glandes utriculaires de Wepfer, fabriquent, à nouveau, un suc intestinal plus abondant, plus utile.

La sensibilité des terminaisons du grand sympathique intestinal s'accroît, et la contractilité des tuniques musculaires lisses devient plus manifeste.

3° A cette action multiple dans ses effets thérapeutiques, et que nous avons déjà eu l'occasion de signaler à propos de l'estomac, nous devons encore ajouter l'influence heureuse de l'eau de Châtel-Guyon sur la cicatrisation des ulcérations intestinales.

Cette influence directe sur la nutrition est également manifeste dans la cicatrisation des plaies de la surface du corps et des muqueuses.

VI. — Irrigations vaginales et utérines.

Nous avons dit l'influence de l'eau de Châtel-Guyon, en boisson, sur les organes génitaux de la femme. Cette action toute spéciale a donné l'idée d'utiliser l'eau d'une façon plus directe, en la mettant au contact, soit avec le col utérin, grâce à des irrigations vaginales proprement dites prolongées, ou à un spéculum que la malade garde pendant toute la durée d'un grand bain, soit encore avec la cavité utérine elle-même, et ceci, au moyen des lavages intra-utérins.

L'effet de cette médication consiste, principalement, en une excitation considérable de la circulation pelvienne avec ses effets vitaux et décongestionnants habituels.

VII. — Irrigations nasales.

Les paysans se servaient beaucoup autrefois de l'eau de Châtel-Guyon dans les rhinites chroniques; nous ne croyons pas à son influence dans les cas graves et invétérés, auxquels conviennent les stations spéciales de La Bourboule, du Mont-Dore, de Cauterets, etc. Toutefois, les malades qui viennent à Châtel-Guyon pour les affections relevant du traitement de la station, et qui sont porteurs de catarrhe chronique simple des fosses nasales, d'hypertrophie simple de la muqueuse, se trouveront bien de lavages réguliers faits avec l'eau de Châtel-Guyon.

VIII. — Lavages de l'Œil.

L'action aseptique et décongestionnante des eaux de Châtel-Guyon était également utilisée, depuis fort longtemps, par les habitants du pays, dans toutes les affections de l'œil. Ici encore il y avait abus; cependant, la vérité, et nous l'avons observé récemment encore sur une dame originaire de Blois, qui, régulièrement, habite Châtel-Guyon pendant l'été, nous oblige à reconnaître que, dans un certain nombre de conjonctivites chroniques sur les terrains arthritiques, compliquées ou non de blépharites ciliaires, les lavages de l'œil biquotidiens avec l'eau minérale produisent de bons effets. Mais là s'arrête leur action.

IX. — Pédiluves.

Afin d'être complet dans cet exposé des effets physiologiques de l'eau de Châtel-Guyon, terminons en rappelant l'usage assez fréquent que certains confrères ont jugé utile d'en faire, sous forme de pédiluves.

CHAPITRE VII

RECHERCHES EXPÉRIMENTALES SUR L'ACTION PHYSIOLOGIQUE
DES EAUX DE CHATEL-GUYON

Nous donnons dans ce chapitre les principaux résultats des expériences de laboratoire faites dans le but de déterminer l action de l'eau de Châtel-Guyon, et la part qui revient dans cette action à quelques-uns de ses sels. Il nous paraît indispensable, toutefois, dans cet exposé, que nous désirons aussi complet que possible, des propriétés des eaux de cette station, de rapporter en entier, tant elles sont instructives et d'un haut intérêt scientifique, les expériences de M. Aguilhon de Sarran et du professeur Laborde.

I. — Expériences physiologiques faites
par le Docteur Aguilhon de Sarran sur les eaux minérales
de Châtel-Guyon [1].

« L'observation clinique, disait cet observateur dans sa com-
« munication devant la Société de Biologie, prouve que les eaux
« de Châtel-Guyon sont laxatives, purgatives, diurétiques.

« Quels sont les principes à l'action desquels nous devons
« attribuer ces propriétés diverses ?

« Pour arriver à leur détermination exacte, nous avons fait
« quatre séries d'expériences sur un chien adulte, vigoureux, du
« poids de 35 livres. Nous avons jugé indispensable de faire
« toutes ces recherches sur le même animal, car il est prouvé
« que ces eaux agissent différemment suivant les individus.

« Nous avons ainsi évité un certain nombre de surprises et
« d'erreurs. Les premières expériences ont porté sur l'eau natu-
« relle à doses progressives.

« Les secondes sur l'eau réduite à ses principes solubles.

« Les troisièmes ont été faites avec des produits analogues,
« fabriqués au laboratoire.

« Les quatrièmes, enfin, ont eu pour but la recherche partielle
« de l'action physiologique du chlorure de magnésium, qui est le
« sel purgatif des eaux de Châtel-Guyon.

[1] Communication du 17 mai 1879, faite par le docteur Aguilhon de Sarran,
devant la Société de Biologie.

« 1ᵉ Expériences avec de l'eau naturelle minérale.

« Chien adulte, 35 livres, matières habituellement sèches.

« A. — Du 19 février au 25 mars, nous avons chaque jour
« introduit dans l'estomac de l'animal, au moyen de la sonde
« œsophagienne, un demi-litre d'eau à jeun.

« Dès le troisième jour, l'appétit a été considérablement
« augmenté.

« Nous avons observé, à deux reprises, un peu de ramollissement
« des matières, sans qu'on puisse l'attribuer à un effet réellement
« purgatif.

« L'animal est très gai, bien portant, et ne semble éprouver
« aucun malaise.

« L'action sur l'intestin n'a donc été que très légèrement
« laxative ; mais nous avons constaté, chaque jour, une action
« diurétique considérable.

« Le chien, enfermé dans son chenil, n'urinait qu'au moment
« où on le faisait sortir, trois ou quatre heures après l'ingestion
« de l'eau ; la vessie était alors tellement pleine que l'évacuation
« ne pouvait se faire que lentement, l'animal étant fortement
« appuyé sur les pattes de derrière légèrement fléchies.

« Nous avons recueilli jusqu'à 958 grammes de liquide dans
« une seule évacuation.

« Un autre fait s'est présenté à notre observation, qui justifie,
« en partie, la confiance des paysans dans les eaux de Châtel-
« Guyon, pour la guérison des yeux. Le chien était atteint d'une
« conjonctivite double assez intense. Dès le septième jour, il a été
« complètement guéri.

« B. — Les 6 et 7 mars, nous portons la dose à un litre d'eau par
« jour, dont un demi dans sa soupe.

« Un peu plus de ramollissement des matières, mais pas de
« purgation. En résumé, il est résulté de l'ingestion de un demi-
« litre à un litre d'eau, par vingt-quatre heures et pendant vingt
« jours, une action diurétique très active et une action laxative
« très peu marquée.

« Le poids de l'animal n'a pas varié.

« C. — Pour arriver à une dose plus élevée, nous avons dû
« réduire un peu l'eau naturelle ; la sonde ne permet pas d'intro-
« duire plus d'un litre à la fois, et l'animal se refuse à boire l'eau,
« même avec un peu de pain.

« L'évaporation, du reste, n'a fait déposer qu'une faible partie
« des carbonates alcalins et ferrugineux, que nous avons introduits
« également.

« Le 1ᵉʳ avril, après vingt-quatre jours de repos, nous donnons,
« à jeun, au même chien, 300 grammes de cette eau réduite,
« représentant un litre d'eau naturelle minérale.

« Effet laxatif peu marqué, diurèse considérable.

« Le lendemain, 2 avril, ingestion du même liquide à la dose
« de 400 grammes, représentant 1 litre 21.

« Purgation manifeste, une évacuation très abondante et molle
« deux heures et demie après.

« Enfin, le 3 avril, ingestion de 500 grammes d'eau réduite,
« représentant 1 litre 5 d'eau minérale naturelle, à la suite de
« laquelle nous constatons une purgation abondante.

CONCLUSIONS

« De ces expériences, il résulte manifestement qu'à une faible
« dose, déterminée pour un individu donné, l'eau est diurétique :
« à une dose double elle est laxative ; à une dose triple elle est
« purgative.

2° Expériences faites avec l'eau réduite à ses principes solubles

Action de cette eau introduite dans le tube digestif et dans la circulation.

« Nous avons employé, pour les expériences qui suivent, de
« l'eau réduite de telle sorte qu'un litre était représenté par
« 30 grammes de liquide.

« D'après le docteur Magnier de la Source, il n'est resté dans
« les matières non dissoutes, que des carbonates de chaux, du
« fer, de la silice ; et, dans le liquide réduit, du chlorure de
« magnésium et de sodium, et peut-être aussi des traces de
« sulfate de soude et de magnésie.

« A. — Le liquide réduit à la dose de 30 grammes (un litre
« d'eau), introduit dans l'estomac, a produit une purgation
« évidente mais peu intense.

« B. — Nous avons ensuite recherché quelle serait l'action de
« ce liquide introduit dans la circulation.

« Le 5 mai, nous avons injecté dans la veine fémorale
« 35 grammes du liquide ci-dessus, soit 1 litre 17 d'eau naturelle.
« Après l'injection, le pouls était à 140 pulsations et redescendit

« au chiffre normal en 10 minutes (72 au lieu de 70 avant
« l'opération). Le chien, aussitôt débarrassé de ses liens, reprend
« sa gaité et ne semble éprouver aucun malaise. Il répond aux
« caresses, et, malgré la plaie de la cuisse, saute pour saisir
« quelques débris de pain.

« Deux heures après l'injection, il y a eu une évacuation
« alvine très molle, très abondante. Le chien a uriné copieusement,
« puis a littéralement dévoré trois livres de nourriture en moins
« de quatre minutes.

« Pendant les 24 heures suivantes, les selles ont été fré-
« quentes (sept), mais pas complètement sèches comme avant
« l'opération.

« La plaie de la cuisse a parfaitement guéri.

3° Expériences comparatives avec des produits de laboratoire.

« Des faits qui précèdent, on doit tirer en conclusion que l'eau
« de Châtel-Guyon est diurétique, laxative, purgative, et que,
« d'après l'analyse chimique faite, elle doit ces propriétés aux
« chlorures de magnésium et de sodium qu'elle renferme. Il en
« résulte également, et nous insisterons plus loin sur ce fait, que
« ces sels sont absorbés par l'estomac et n'agissent qu'après avoir
« été entraînés dans le courant des vaisseaux sanguins.

« Mais le chlorure de magnésium employé seul donnerait-il
« les mêmes résultats ?

« Les expériences qui suivent sont la réponse à cette question.

« A. — Le 8 mai, nous faisons avaler au même chien une
« solution de 2 gr. 5 de chlorure de magnésium, préparé par le
« docteur Magnier de la Source. Deux heures après, nous
« constatons une évacuation très abondante, entièrement molle,

« accompagnée d'une forte diurèse. C'est là un effet purgatif
« bien marqué.

« B. — Nous avons pris nous-même deux grammes du même
« chlorure de magnésium dans un demi-verre d'eau distillée, et
« nous avons été purgé modérément, sans colique, sans malaise
« d'aucune sorte.

« C'est donc bien au chlorure de magnésium que les eaux de
« Châtel-Guyon doivent leur vertu purgative.

« La dose de plus de 1 gr. 5 par litre est plus que suffisante, si
« l'on considère le concours apporté par les autres sels, car nous
« venons de voir que le chlorure de magnésium seul est très
« actif à la dose de deux grammes.

4° Expériences sur le chlorure de magnésium à haute dose.

« Nous avons enfin recherché l'effet produit par le chlorure
« de magnésium introduit à haute dose dans l'estomac.

« Il est utile de faire observer que ce sel, d'une saveur très-
« amère, d'un goût piquant, est déliquescent, très soluble dans
« l'eau, et, par conséquent, facilement absorbé dans l'estomac.

« En outre, sa qualité de chlorure lui donne une stabilité qui
« rend peu probable sa décomposition dans le suc gastrique.

« A. — Le 12 mai, nous avons administré à notre chien
« neuf grammes d'une solution à trois décigrammes par centi-
« mètre cube. Dans l'espace des trois minutes qui ont suivi
« l'ingestion, l'animal a eu quatre vomissements, dont le dernier
« renfermait de la bile.

« Il a semblé comme étourdi pendant dix minutes, puis est

« revenu à l'état normal. Cinq heures après, il a eu une forte
« évacuation diarrhéique.

« Ainsi, il a suffi d'un très court espace de temps pour qu'une
« partie de la solution fut absorbée, le reste ayant été rejeté.

« B. — Les vomissements signalés ayant été provoqués dans
« notre pensée par action réflexe, nous avons, le jour suivant,
« administré la même dose de neuf grammes étendue dans
« beaucoup d'eau distillée. Elle n'a pas été rejetée.

« Nous avons alors assisté à un véritable empoisonnement :
« l'animal s'est couché, a refusé toute nourriture ; le pouls petit,
« faible, est descendu jusqu'à 45 pulsations. La température s'est
« peut-être abaissée sans que nous l'ayions constaté d'une
« manière bien positive. Cet état a duré deux heures ; il a été
« suivi de vomissements, de diarrhée, et, finalement, du retour à
« l'état normal.

« *Déductions physiologiques.*

« Nous avons vu que l'eau minérale naturelle, donnée à doses
« croissantes, produit les effets suivants presque mathématiques.

« A la dose de x grammes, elle est diurétique ;

« A la dose de $2\,x$ grammes, elle est laxative ;

« A la dose de $3\,x$ grammes, elle est purgative.

« Pour le chlorure de magnésium, mêmes effets devenant
« toxiques à une dose élevée. Il ne serait pas impossible que
« l'eau de Châtel-Guyon put aussi devenir toxique.

« Le docteur Aguilhon de Sarran père nous a cité le fait d'un
« paysan qui, pour aller plus vite, avait bu vingt à vingt-cinq
« verres d'eau et avait succombé le jour même.

« L'indigestion, que l'on diagnostiqua, pourrait bien avoir été
« doublée d'un empoisonnement.

II. — Expériences de M. le docteur Laborde, chef du laboratoire de physiologie à la Faculté de médecine de Paris [1]

L'étude expérimentale d'Aguilhon de Sarran fut complétée par le docteur Laborde.

« Il résulte des expériences de M. Aguilhon, disait-il dans
« sa communication, que :

« 1° Les eaux de Châtel-Guyon doivent leurs propriétés au
« chlorure de magnésium ayant pour adjuvants le chlorure de
« sodium et d'autres sels alcalins ;

« 2° Le chlorure de magnésium possède une action physiolo-
« gique encore peu connue, et qui semble assez complexe pour
« nécessiter de nouvelles recherches. Ce sont ces recherches que
« j'ai entreprises.

« Par quel mécanisme physiologique se produisent les effets
« purgatifs du chlorure de magnésium, qu'il soit introduit
« directement dans le sang par l'injection intraveineuse, ou qu'il
« soit ingéré dans l'estomac ?

« Comment se comporte cette substance introduite dans
« l'organisme à l'égard des principales fonctions ?

« Quels sont, en un mot, les phénomènes fonctionnels, par
« lesquels s'exprime son action physiologique, et qui la caracté-
« risent ?

[1] Communication faite par le docteur Laborde devant la Société de biologie, le 31 mai 1879.

A. — Action du chlorure de magnésium sur les mouvements de l'intestin et de l'estomac, et sur la fibre musculaire lisse en général

« Lorsque, après avoir établi à la paroi abdominale d'un chien
« une fenêtre qui permet d'apercevoir clairement des fragments
« d'anse intestinale en place, et après avoir attendu que l'influence
« du milieu extérieur sur la contractilité des fibres musculaires
« de l'intestin découvert se soit manifestée et épuisée, on pratique
« l'injection intra-veineuse d'une certaine quantité de chlorure
« de magnésium, on observe des phénomènes d'excitabilité con-
« tractile qui sont constants, mais qui varient en intensité,
« suivant la dose et certaines conditions de l'injection qui vont
« être examinées.

« 1° Cinq centimètres cubes d'une solution de chlorure de
« magnésium dosés à 0 gr. 3 (trois décigrammes pour un centi-
« mètre cube), par conséquent 1 gr. 5 (un gramme cinquante
« centigrammes) de principe actif, ayant été introduits en une
« seule fois dans une des veinules de la patte postérieure droite
« d'un chien de moyenne taille, du poids de onze kilogrammes,
« voici ce qui fut observé :

« La moitié de l'injection étant à peine poussée, accélération
« des mouvements respiratoires, avec écume à la bouche, dans
« les expirations saccadées ; puis, l'injection étant continuée et
« terminée, arrêt des mouvements respiratoires (syncope respi-
« ratoire) le cœur continuant à battre. A ce moment, contrac-
« tions énergiques des anses intestinales à nu, telles que les anses
« en contraction sont projetées hors de la cavité abdominale.

« Les contractions péristaltiques, après s'être montrées d'abord
« et surtout dans l'intestin grêle, s'étendent de proche en proche

« et rapidement à l'intestin tout entier, et en même temps à
« l'estomac lui-même, qui devient le siège de mouvements d'une
« intensité telle qu'il ne m'avait jamais été donné d'en observer
« de pareils sur cet organe, où les physiologistes ont tant de peine,
« on le sait, à les déterminer et à les saisir distinctement.

« Ces contractions, qui avaient donné lieu à la formation de
« nœuds permanents, sur presque tout le parcours de l'intestin,
« ont duré près d'une heure, avec la même énergie ; et, lorsque
« l'animal mort à la suite de l'injection a été abandonné dans la
« caisse, où sont habituellement jetés les cadavres de nos chiens,
« elles n'étaient pas encore éteintes.

« Elles étaient d'ailleurs réveillées par un courant induit avec
« une rapidité et une intensité inaccoutumées, comme si la con-
« tractilité des fibres intestinales avait été mise dans un état
« particulier de surexcitabilité.

« Le muscle vésical, que nous avons eu sous les yeux dès le
« début, s'était aussi à plusieurs reprises énergiquement contracté.

« Dans ce cas, le phénomène de l'excitabilité contractile des
« fibres intestinales paraît avoir été porté du premier coup au
« maximum, mais il faut évidemment tenir compte de la rapidité
« et de l'intensité avec lesquelles se sont produits les phéno-
« mènes toxiques mortels.

« Les choses ne se passent pas tout à fait ainsi, bien que le phé-
« nomène fondamental de l'excitabilité contractile se produise,
« lorsque les effets physiologiques de la substance se manifestent
« d'une façon plus lente et plus progressive, comme dans le fait
« suivant :

« 2° A un chien griffon, jeune, très vigoureux, du poids de
« vingt kilogs, on injecte dans une des veines saphènes cinq
« centimètres cubes de la solution précédente, soit 1 gr. 50 de
« chlorure de magnésium.

« L'injection est faite en plusieurs temps et très lentement.
« A chaque poussée (et il en a été fait cinq en dix minutes), il y
« a accélération respiratoire avec salivation mousseuse.

« Les nœuds de contraction se forment lentement, et de proche
« en proche, dans l'intestin grêle, et persistent.

« Nous injectons de nouveau cinq centimètres cubes de la
« solution, c'est-à-dire encore 1 gr. 50 de principe actif, mais
« cette fois d'une façon continue et un peu plus rapidement que
« précédemment.

« Les contractions intestinales se prononcent nettement dans
« le parcours des anses, et elles gagnent peu à peu les parois de
« l'estomac, mais avec une moindre énergie que dans le premier
« cas.

« Il était intéressant de savoir ce qui se passait dans l'intérieur
« de l'intestin, relativement aux phénomènes sécrétoires, en
« même temps que les contractions étaient provoquées, comme
« nous venons de nous en assurer ; nous avons, dans ce but,
« réalisé l'expérience suivante.

« 3° Un chien du poids de douze kilogs étant disposé pour
« l'injection intra-veineuse, comme dans les cas précédents, et les
« intestins étant mis à découvert dans une suffisante étendue,
« nous isolons à la manière de M. Armand Moreaux, dans une
« double ligature, une anse intestinale d'environ douze centi-
« mètres, après l'avoir, au préalable, soigneusement débarrassée
« de toutes les matières qu'elle contenait dans l'intérieur. Nous
« avons ensuite introduit dans cette anse, au moyen de la fine
« aiguille de la seringue Pravaz, dix centimètres cubes d'une
« solution de chlorure de magnésium, dosée 0 gr. 2 (deux
« décigrammes) pour un centimètre cube de véhicule, ce qui
« donne, pour dix centimètres cubes, 2 grammes de principe actif.

« Ceci fait, nous injectons par la saphène, avec beaucoup de

« lenteur, et en deux temps, dix centimètres cubes de la même
« solution, soit 2 grammes de chlorure de magnésium. L'injection
« a duré près de vingt minutes.

« Des contractions intestinales, lentes, mais persistantes, se
« sont établies et généralisées ; la vessie s'est violemment vidée ;
« les phénomènes respiratoires habituels se sont manifestés à
« chaque reprise.

« L'anse intestinale isolée est distendue, comme gonflée, et ne
« présente pas de contractions appréciables, sur aucun point de
« son parcours ; elle contraste par ce repos absolu avec ses
« voisines.

« Trois centimètres cubes de la solution ayant été de nouveau
« injectés dans la veine, d'une façon continue, l'animal a
« succombé au double arrêt des mouvements respiratoire et
« cardiaque, le premier précédant le second. L'expérience avait
« duré deux heures un quart.

« L'anse intestinale comprise dans la ligature ayant été
« ouverte, nous recueillons son contenu, lequel se compose d'un
« liquide facilement filtrable, mêlé à une certaine quantité de
« mucus gluant, épais, et que le filtre retient.

« Le liquide filtré mesure exactement vingt centimètres cubes.
« Comme nous en avons introduit dix centimètres cubes, il
« s'en suit que la quantité a été doublée pendant l'expérience.

« Nous avons eu ainsi, simultanément à côté l'un de l'autre, le
« double résultat de l'excitabilité contractile et de l'hypersé-
« crétion.

« A part l'action sur la fibre musculaire intestinale que les
« faits expérimentaux ci-dessus mettent en lumière, nous avons
« constaté que la portion de veine, mise à nu pour l'injection,
« éprouvait un resserrement contractile plus ou moins accentué,
« après qu'elle avait été touchée par une certaine quantité de la

« solution, ce qui semblerait témoigner d'une action localisée
« sur la fibre musculaire lisse. Ce que nous allons bientôt dire, de
« l'influence du chlorure de magnésium sur le muscle cardiaque,
« est d'ailleurs de nature à corroborer ce fait d'une action réelle
« exercée sur la contractilité de la fibre musculaire de la vie
« animale en général.

B. — Action du chlorure de magnésium sur la sécrétion biliaire.

« Dans toutes nos expériences, nous avons constaté, à la suite
« de l'injection intra-veineuse du chlorure de magnésium, les
« signes d'une abondante sécrétion biliaire, provoquée par l'action
« de cette substance. Ces signes consistaient, d'une part, en une
« distension progressive, et souvent considérable, des canaux
« d'excrétion et de la vésicule que nous avions sous les yeux ;
« et, d'autre part, dans la présence d'une quantité insolite de
« liquide biliaire, dans une grande étendue des premières portions
« de l'intestin grêle, dont la surface interne était fortement
« colorée en jaune par le liquide qui l'imprégnait.

« Cette particularité, relative aux modifications de la sécrétion
« biliaire, sous l'influence d'une substance dont les effets purga-
« tifs sont réels et remarquables, ne doit pas être négligée, on le
« comprend sans peine ; son importance et sa signification, dans
« le mécanisme complexe de l'action purgative, sont faciles à
« pressentir.

C. — Action du chlorure de magnésium sur les phénomènes mécaniques respiratoires et sur le fonctionnement cardiaque.

« Nous avons déjà signalé les modifications fonctionnelles qui
« se produisent constamment du côté de la mécanique respi-
« ratoire, sous l'influence du chlorure du magnésium, modifi-
« cations consistant, d'abord, en une accélération dyspnéique des
« mouvements respiratoires, puis en une suspension de ces
« mouvements, pouvant être momentanée (syncope respiratoire)
« ou définitive. Il convient d'ajouter, à ce propos, que nous
« avons constamment rencontré à l'autopsie soit des ecchymoses
« sous-pleurales, lorsque la mort a été rapide, soit des traces de
« congestion apoplectiforme, dans les cas où la mort a été plus
« lente.

« L'étroite solidarité des deux fonctions respiratoire et circu-
« latoire, devait facilement faire pressentir que de telles
« modifications ne pouvaient exister dans l'une, sans que l'autre
« en eut sa part ; et, l'observation de ce qui se passait du côté du
« fonctionnement cardiaque ne tardait pas, en effet, à confirmer
« pleinement cette présomption.

« L'observation expérimentale a porté, tout d'abord, sur le
« cœur du chien mis à découvert, et ensuite, sur le cœur de la
« grenouille interrogée par la méthode graphique.

« Dans les expériences précédemment relatées, l'examen des
« pulsations artérielles et cardiaques nous avait constamment
« révélé, de même qu'à M. Aguilhon, une accélération primor-
« diale, plus ou moins accentuée, à laquelle succédait un ralentis-
« sement, avec des irrégularités caractérisées par de véritables
« intermittences.

« Dans le dispositif expérimental suivant, ces phénomènes se
« sont produits avec une remarquable évidence.

« Un jeune et vigoureux mâtin, du poids de 11 kilogs, ayant
« été insensibilisé complètement, à l'aide d'une injection intra-
« veineuse de chloral, fut soumis à la respiration artificielle ;
« puis le ventre et le thorax furent largement ouverts, afin de
« mettre à nu le cœur, et de pouvoir suivre (de visu) les modifi-
« cations de cet organe.

« Les battements sont tellement lents et faibles que nous
« craignons de les voir s'arrêter.

« Nous injectons, immédiatement, mais modérément, par la
« veine saphène, 3 centimètres cubes d'une solution de chlorure
« de magnésium, dosée à 0 gr. 20 par centimètre cube, ce qui
« donne 0 gr. 60 de principe actif.

« L'injection est à peine terminée, que les contractions repren-
« nent manifestement plus de force et deviennent plus fréquentes ;
« mais elles présentent, en même temps, certaines modifications,
« consistant en un arrêt momentané ou intermittence, qui se
« produit à peu près tous les quatre ou cinq battements. L'injec-
« tion est reprise et continuée, mais à peine avons-nous introduit
« de nouveau 1 centimètre cube et demi de la solution, que le
« cœur s'arrête cette fois, complètement, et en diastole, donc
« distendu.

« Nous le laissons quelques instants, environ deux minutes
« dans cet état, puis nous appliquons une légère chiquenaude à
« la surface ventriculaire, tout aussitôt le muscle cardiaque
« répond par une contraction totale et énergique.

« Si nous saisissons la pointe de l'organe à pleine main, et si
« nous le comprimons, comme pour le vider, il réagit immédia-
« tement par une, deux, trois contractions successives et éner-
« giques ; durant ce temps, les oreillettes ne cessent pas d'être

« agitées d'un mouvement trémulatoire rapide. Il suffit de
« renouveller la chiquenaude sur un point de la surface du
« ventricule droit, pour provoquer à nouveau, et chaque fois, la
« contraction que l'on peut ainsi, et à volonté, faire se produire
« d'une façon en quelque sorte rhythmique.

« Après huit minutes environ de cet état, nous poussons une
« nouvelle injection de 3 centimètres cubes de la solution,
« dans le but de voir si l'excitabilité du cœur ne serait pas
« momentanément ranimée; effectivement, quelques contrac-
« tions se reproduisent à la suite de l'injection.

« Puis le cœur s'arrête, cette fois définitivement, et sans qu'il
« soit possible de raviver, par un moyen artificiel quelconque,
« ses battements.

« L'excitation des nerfs vagues, par un courant induit faible, ne
« donne lieu à aucun effet appréciable du côté de l'organe
« central de la circulation.

« Ajoutons qu'à la suite de la deuxième injection, les intestins
« s'étaient lentement contractés, en nœuds serrés et persistants,
« et que ces contractions s'étaient étendues jusqu'à l'estomac
« lui-même.

« L'intérêt et la signification de cette observation expérimen-
« tale gisent surtout dans les modifications fonctionnelles dont
« le cœur a été le siège.

« Ces modifications sont remarquables et consistent essentiel-
« lement en des phénomènes d'intermittence ou d'arrêt, soit
« momentanés et se reproduisant à des intervalles à peu près
« égaux, soit définitifs, sans que la contractilité du muscle
« cardiaque soit perdu.

« Non seulement elle n'est point perdue, mais elle parait être
« manifestement accrue et excitée ; de telle sorte que le chlorure

« de magnésium semble bien exercer, ainsi que nous l'avions
« annoncé, une influence excitatrice sur la contractilité intesti-
« nale, comme sur la contractilité cardiaque.

« Cette influence est mise hors de doute et en parfaite évidence,
« par l'application de la méthode graphique à l'étude du fonc-
« tionnement cardiaque chez la grenouille. Sous l'influence du
« chlorure de magnésium, enfin, les modifications d'aspect phy-
« sique éprouvées par le sang, au contact du chlorure de magné-
« sium, modifications qui consistent surtout en une exagération
« de la coloration rouge et rutilante, comme sous l'influence
« d'une suroxygénation, semblent témoigner d'une action parti-
« culière, exercée par ce composé sur le liquide sanguin ; action,
« qui pourrait bien être la cause prochaine des modifications
« fonctionnelles, dues à son influence sur l'organisme vivant. »

Ajoutons que le docteur Laborde avait disposé, sur toute la
périphérie de la boutonnière abdominale, chez ses animaux en
expérience, une cloche de verre ; il évitait, de la sorte, toute
excitation due à l'air extérieur, et pouvait, en même temps,
suivre les modifications dues au sel injecté.

Il est fréquent de voir les faits les plus simples, et présentés
avec toutes les garanties expérimentales, ne pas être acceptés
facilement. C'est ce qui arriva avec les expériences précédentes.

Rambuteau, qui avait été le grand champion de la théorie de
l'osmose, dans les phénomènes purgatifs, obtenus au moyen de
sels neutres, refusait de croire à l'action purgative du chlorure
de magnésium injecté dans le sang.

Il admettait, il est vrai, de par ses nombreuses observations
cliniques, où le sel avait pu agir lentement, soit directement sur
l'intestin, soit une fois absorbé par la muqueuse de l'estomac,
que le chlorure de magnésium, ingéré :

1º Purgeait sans produire de coliques et sans fatigue ;

2º Ne produisait pas, en général, de constipation consécutive ;

3º Causait des effets purgatifs, même à des doses relativement faibles.

D'après sa théorie de l'osmose, à laquelle il était fortement attaché, de même qu'un sel neutre, en solution plus dense que le sérum sanguin, produit, lorsqu'il est introduit dans l'intestin, une exosmose du liquide de l'organisme vers l'intestin, et purge : de même, le même sel, introduit dans le sang, produit une attraction de tous les liquides des muqueuses vers le sang, dont la densité, alors plus grande, est due aux sels injectés et détermine cette fois de la constipation. Rambuteau avait donc conclu, a priori, que le chlorure de magnésium, sel neutre qui purge lorsqu'il est ingéré, devait fatalement constiper quand on l'injecte dans les veines.

Une expérience faite sur un chien, et au cours de laquelle le phénomène s'était produit, l'avait fortifié dans son opinion vis-à-vis du chlorure de magnésium injecté dans l'organisme ; et, si Aguilhon de Sarran purgeait ses chiens avec l'eau de Châtel-Guyon, injectée dans les veines, c'est, d'après Rambuteau, qu'à côté du chlorure de magnésium, existent encore du sulfate et du chlorure de lithium.

Or, les phénomènes de la purgation sont complexes : il y a, certainement, des effets purgatifs, que peut expliquer la théorie de l'osmose ; mais, à côté, ne voit-on pas combien plus importants dans l'acte de la purgation sont l'action des fibres musculaires lisses de l'intestin, l'état de la circulation du tube digestif, la sécrétion glandulaire, facteurs tous connexes les uns des autres, et soumis au contrôle du grand sympathique et du vague. D'un fait isolé, paraissant donner raison à sa théorie, Rambuteau arrivait, de suite, à des conclusions définitives sur l'action du chlorure de magnésium, vis-à-vis de l'intestin, quand on l'injecte dans les veines.

Si nous observons les faits cliniques, nous constatons que les effets laxatifs et purgatifs des eaux varient avec les malades, surtout les nerveux atoniques.

Nous avons vu, dans un chapitre précédent, ce que produit l'usage de l'eau de Châtel-Guyon sur les sujets de santé moyenne : avec les malades, l'on peut établir plusieurs catégories de résultats.

1° Il y a effet laxatif, purgatif, immédiat, durable.

2° L'effet est plus tardif, mais dure après la saison.

3° L'effet est intermittent.

4° La constipation paraît plus grande pendant toute la durée du traitement, mais les fonctions intestinales se rétablissent après la cure.

5° La constipation dure pendant la cure, persiste après la cure, et se maintient pendant toute la vie du malade.

Un observateur qui, du premier coup, tomberait sur un malade de la quatrième catégorie aurait le droit, d'après Rambuteau, de conclure que les eaux de Châtel-Guyon constipant, elles doivent forcément amener, quand on en injecte dans les veines, un effet laxatif ou purgatif contraire.

Inversement, tout autre, qui observerait des malades rentrant dans les deux premières catégories, pourrait, conformément aux idées de Rambuteau, conclure à l'effet constipant des eaux de Châtel-Guyon injectée dans le sang. On le voit, nous tomberions directement dans l'absurde avec un tel système.

Quant à l'opinion de Rambuteau, que l'eau injectée dans les vaisseaux purge, non par le chlorure de magnésium, mais par le sulfate et le chlorure de lithium, elle n'a, également, aucune valeur ; car, d'après sa théorie, si ces sels étaient assez puissants pour annihiler l'effet constipant du chlorure de magnésium, quand ils sont injectés, tous ensemble, avec l'eau de Châtel-Guyon dans les veines d'un animal, ils devraient, également, annihiler son effet laxatif ou purgatif, quand ils sont ingérés tous ensemble, et déterminer, cette fois, de la constipation.

Rambuteau avait écrit que le sulfate de soude qui purge, pris à l'intérieur, amenait une constipation d'autant plus opiniâtre, que ce sel était injecté en une plus grande quantité dans les veines ; et ceci, parce qu'il avait injecté 7 à 10 grammes de sulfate de soude dans la jugulaire d'un chien, et avait amené, non seulement de la constipation, mais encore de la sécheresse des conjonctives, une diminution notable des urines, de la suppression de la soif. Or, fait curieux, dans une autre expérience, où lui-même injecta 14 grammes de sulfate de soude dans la jugulaire d'un autre chien, non seulement, il ne put noter de la sécheresse des muqueuses, mais encore le chien eut une selle trois heures après l'injection.

La théorie de l'osmose est donc impuissante à expliquer l'acte de la purgation ; et, nous devons de plus en plus admettre l'influence du système nerveux, bien qu'il soit difficile de préciser les détails de son rôle prépondérant.

Rambuteau avait encore prétendu, lors de la discussion des expériences d'Aguilhon de Sarran et de Laborde, que le chlorure de magnésium était, non point un excitant, mais un poison de la fibre musculaire. Il basait son opinion, sur ce que des grenouilles, auxquelles il avait rapidement injecté des solutions concentrées de ce sel, avaient immédiatement cessé de répondre aux excitations. Laborde n'eut pas de peine à lui montrer que, ce n'est pas en commençant par sidérer un organisme quelconque, ainsi qu'il l'avait fait, que l'on peut obtenir des résultats. Avec ses grenouilles, frappées profondément dans tous leurs éléments, il aurait été même difficile de constater autre chose qu'une annihilation complète. De plus, Rambuteau n'examina pas, dans ses expériences, les mouvements des vaisseaux et de l'intestin de ses grenouilles.

Sur l'une d'elles, qui vécut un peu plus longtemps, il constata, toutefois, les mouvements cardiaques spéciaux, déjà notés par Laborde.

Ces observations et opinions de Rambuteau, nous avons tenu à les rapporter afin qu'après avoir passé en revue les expériences diverses, faites sur les eaux de Châtel-Guyon et sur leur sel principal, le chlorure de magnésium, notre religion pût être pleinement éclairée.

Terminons cette étude sur l'action du chlorure de magnésium, en disant que, dans la discussion qui suivit ces communications, Paul Bert se reporta à ses cahiers d'observation. Il rappella, que dix ou douze ans auparavant, alors qu'il faisait des recherches pour étudier l'action de l'eau de mer sur les poissons d'eau douce, il fut amené à expérimenter sur les chlorures de magnésium et de sodium. Avec le chlorure de magnésium, il a vu, lui aussi, l'accélération de la respiration et du cœur, puis le ralentissement du pouls, la tension du cœur et, généralement, la mort suivre avec ou sans convulsions.

Il ajoutait (et, en ceci, il se rangeait aux conclusions d'un travail du professeur Jolyet, de Bordeaux), que ces effets étaient dus au magnésium.

En résumé, d'après les expériences d'Aguilhon de Sarran, de Laborde, et d'après les débats qui eurent lieu entre ces expérimentateurs et Rambuteau, il résulte que le *chlorure de magnésium :*

1° Pris à l'intérieur :

Active les sécrétions du tube digestif et de la glande biliaire ;

Réveille les mouvements intestinaux, provoque la contraction de la vésicule biliaire et des conduits hépatiques ;

Purge à dose même faible, et ce dernier effet se montre avec les caractères indiqués par Rambuteau lui-même.

2° Introduit dans l'organisme, soit par injection, soit par absorption :

Favorise, dans le sang, le conflit entre l'oxygène et les hématies, et ainsi, active la nutrition affaiblie et peu énergique ;

Exalte les centres de la respiration et de la circulation ;

Paraît, de plus, avoir une action sur la fibre musculaire cardiaque ;

Excite vivement les fibres musculaires lisses des vaisseaux, du tube digestif, de ses annexes, de la vessie, etc.

III. — Résultats des Expériences du docteur Voury sur l'action des Eaux de Châtel-Guyon en ingestion.

En 1880, Voury refit quelques expériences.

Sur les chiens soumis à son observation, il nota :

1° Que chez quelques-uns la proportion d'urine émise, après l'ingestion d'un litre d'eau minérale, était près de trois fois aussi considérable qu'après l'ingestion d'un litre d'eau de fontaine.

Chez d'autres, elle était simplement double.

2° Que par une température élevée, la diurèse était en partie remplacée par une diaphorèse abondante.

3° Que l'ingestion de doses exagérées amenait toujours de la somnolence, puis de la prostration et du collapsus.

4° Que l'action imprimée au système circulatoire marchait de pair avec celle du système nerveux.

Des doses faibles accéléraient les battements du cœur, et les doses exagérées amenaient une diminution des battements avec faiblesse d'impulsion.

5° Que l'absorption de quantités exagérées du liquide minéral causait une inflammation de toute la muqueuse du tube digestif et une congestion des reins.

Autres adjuvants de l'action des Eaux de Châtel-Guyon.

Le chlorure de magnésium joue un rôle excessivement important dans l'effet physiologique complexe des eaux de Châtel-Guyon ; mais, il est encore d'autres corps qui leur apportent un concours efficace, et parmi ceux-ci nous rappellerons :

1° L'acide carbonique libre.

C'est grâce à ce gaz, qui existe en très grande abondance dans les eaux de Châtel-Guyon, que les divers sels en présence peuvent s'y maintenir dissous.

Quant à ses propriétés physiologiques,

Ingéré il agit sur le tube digestif, dont il augmente les sécrétions salivaire et gastro-intestinale, tonifie les enveloppes musculaires de l'estomac, régularise l'action du viscère par son influence, tantôt excitante, tantôt calmante, sur les extrémités du pneumogastrique, diminue les fermentations putrides, stomacales et intestinales, par son action antiseptique propre.

Appliqué extérieurement, il procure d'abord une sensation de froid, à laquelle succèdent des picotements, puis un stade de chaleur et une réaction très marquée.

Son influence sur la cicatrisation a été notée depuis longtemps : enfin, l'appareil génital de la femme parait favorablement impressionné par lui.

Grâce à ses propriétés analgésiques, des courants d'acide carbonique, dirigés sur le col de la matrice et dans l'intérieur de cet organe, ont amené une suppression des douleurs de la menstruation et de l'aménorrhée : son influence manifeste, sur les contractions musculaires, a pu être heureusement mise à profit par Scanzoni, pour réveiller la contractilité des fibres utérines.

2° Le chlorure de sodium.

Ce sel n'entre que pour une très faible partie dans nos éléments cellulaires ; par contre, il est l'un des principaux constituants des divers liquides de l'organisme, sang, lymphe, etc.

Ingéré, il irrite légèrement les muqueuses du tube digestif supérieur, et augmente, par action réflexe, les sécrétions salivaire, gastrique et intestinale. A l'acide chlorydrique des glandes stomacales et au chlorure de potassium qui, on le sait, existe dans les hématies et les cellules musculaires, il donne son chlore ; à la bile, il parait céder sa soude.

Il amène des selles liquides, quand on le prend à la dose de 45 à 50 grammes ; mais, des vomissements et des douleurs abdominales surviennent, dès que l'on dépasse cette dose.

Injecté dans l'organisme en quantité minime (sérum artificiel), il agit puissamment sur les éléments du sang, excite les centres nerveux et se montre un tonique remarquablement utile et rapide dans son action.

En bain, il exerce une influence des plus favorables sur les vasomoteurs, ranime la circulation périphérique, active les processus d'oxydation et augmente l'urée.

Ses effets généraux comparés à ceux du chlorure de magnésium sont quatre fois plus faibles.

3° Les sels de lithium.

Nous avons vu que Rambuteau attribuait aux sels de lithium l'action laxative et purgative de l'eau de Châtel-Guyon, injectée dans le torrent sanguin. A notre avis, cette action s'associe à celle beaucoup plus considérable du chlorure de sodium, et surtout du chlorure de magnésium.

Mais, ce en quoi ils se montrent le plus utiles, c'est dans la formation d'urates de lithine. En s'unissant à l'acide urique, ils forment des sels extrêmement solubles qui, passant aisément à travers le filtre rénal, rendent dès lors les liquides intérieurs plus alcalins, et moins encombrés par des produits biologiques relevant d'une oxydation incomplète.

A cette action, se joignent encore des effets diurétiques marqués.

4° Bicarbonates de soude et de potasse.

Donnés avant les repas, ils favorisent la sécrétion gastrique, quand ils sont pris en petites quantités.

Chez les hyperchlorydriques, ils calment les douleurs, mais il faut alors des doses relativement fortes.

Leur action, dans toutes les dyscrasies acides, est très importante.

Nous croyons qu'à cette action, déjà considérable, s'ajoute encore leur influence antiseptique. Ces sels favorisent, en outre, la diurèse.

5° Les sels de fer.

Ils existent facilement assimilables dans l'eau de Châtel-Guyon, à la dose de 0 gr. 068 par litre, d'après Magnier de la Source, et seulement de 0 gr. 0305 à 0 gr. 0513, suivant les sources, d'après le professeur Willm.

C'est là une proportion considérable, qui fait, de l'eau de Châtel-Guyon, une eau absolument propice à tous les déprimés, et qui complète, heureusement, la présence notable de l'acide carbonique libre, des chlorures de sodium et de magnésium.

6° Bicarbonate et sulfate de chaux.

Le bicarbonate de chaux a la propriété d'exciter la sécrétion gastrique : cependant, il nous paraît que son action, ici, n'est pas limitée à ce seul point. On sait que les eaux de Vittel et de Contrexéville agissent surtout par le bicarbonate et le sulfate de chaux qu'elles contiennent. Il nous semble plausible, dès lors, que ces deux sels dont l'un, au moins, existe en quantité notable dans les eaux de Châtel-Guyon, soient pour une part dans l'effet diurétique si rapide et si marqué que nous avons signalé.

En résumé :

Les effets physiologiques des eaux de Châtel-Guyon, que nous avons tenu à exposer aussi complètement que possible, et qu'expliquent amplement les résultats que nous ont apporté les expérimentateurs, tant sur les eaux elles-mêmes, prises dans leur ensemble, que sur chacun de leurs constituants les plus importants, nous permettent de tirer maintenant les conclusions suivantes :

1° L'eau de Châtel-Guyon est un tonique puissant des divers centres nerveux.

2° Elle active au plus haut point la circulation, est éminemment résolutive, décongestionnante.

3° Elle accroît le pouvoir contractile de tous nos organes à fibres lisses.

4° Elle augmente toutes nos sécrétions.

5° Elle exerce une action particulière, élective, sur les organes génito-urinaires, le tube digestif tout entier et son principal annexe, l'appareil hépatique ; elle augmente leurs diverses sécrétions et le pouvoir d'expulsion de leurs conduits excréteurs, grâce à une contractilité meilleure et mieux réglée des couches musculaires de ces derniers.

6° Son action totale est une stimulation énergique de l'être tout entier.

DEUXIÈME PARTIE

INDICATIONS ET CONTRE-INDICATIONS A L'USAGE DES EAUX

DE CHATEL-GUYON

NOTE PRÉLIMINAIRE

Notre organisme n'est point ainsi fait que, mis en présence de tel ou tel médicament, certains résultats doivent, mathématiquement, se produire, qui soient toujours les mêmes.

Il ne suffit donc pas, à notre avis, de connaître dans le cas présent, les propriétés physiologiques des eaux médicamenteuses thermales, gazeuses et polymétalliques de Châtel-Guyon, pour tirer des conclusions thérapeutiques générales, qui risqueraient de ne point trouver leur application dans la pratique. Un certain nombre d'affections relèvent de Châtel-Guyon ; un certain nombre d'autres constituent des contre-indications précises à l'usage de ses eaux.

Nos confrères doivent être renseignés sur ce que l'observation clinique nous enseigne dans les divers cas pathologiques ; aussi, n'est-ce pas avant de leur avoir exposé, aussi clairement que possible, ce que l'on est raisonnablement en droit d'attendre du traitement, que nous synthétiserons l'action thérapeutique de nos eaux.

CHAPITRE Ier

MALADIES DU TUBE DIGESTIF

Les troubles des divers segments de l'appareil de la digestion sont ie plus souvent connexes les uns des autres. D'autre part, leur retentissement sur des organes plus ou moins éloignés et sur l'état général est parfois considérable.

Afin d'être précis dans nos indications, nous devrons donc, théoriquement au moins, oublier cette connexité, pour diviser le tube digestif en ses parties principaïes, et voir quels sont les divers processus pathologiques, dont chacune est le siège, et qui nous intéressent.

I. — Estomac.

A. — Dyspepsie Gastrique.

La dyspepsie gastrique est un symptôme qui paraît relever, le plus souvent, d'une névrose constitutionnelle (Charcot, Leübe, Debove, Bouveret, Landouzy, Lancereaux, etc.).

Elle devient, dans certains cas, l'expression d'une condition anatomique spéciale de l'estomac, ou se révèle comme un épisode éloigné, mais connexe, dans l'évolution pathologique d'un autre organe.

Contrairement aux auteurs qui se sont occupés des affections de l'estomac, et qui ont basé leur classification des dyspepsies gastriques sur les caractères chimiques des sucs gastriques pathologiques, le docteur Albert Mathieu a proposé de classer les divers types de ce syndrome, en s'appuyant seulement sur ses caractères cliniques les plus marquants, qu'ils fussent ou non d'ordre chimique. Cette manière de faire nous convient en partie.

En effet, des dyspepsies liées à un état anatomique de l'estomac primitif ou secondaire, nous parlerons plus tard, en même temps que de ces états spéciaux : pour le moment, les cas nombreux et d'origine nerveuse de dyspepsie gastrique vont seuls nous occuper.

Des trois types de dyspepsie, que décrit A. Mathieu dans ses diverses publications magistrales, le premier ou dyspepsie nervomotrice (névrose-gastrique de Leübe), et le troisième ou dyspepsie hypochlorydrique avec dilatation stomacale, stase des aliments et hyperacidité organique, constituent une indication bien nette au traitement de Châtel-Guyon.

On sait que dans le premier type, dit nervo-moteur, de A. Mathieu, ce qui domine ce sont les troubles de la sensibilité, de la motilité et de la circulation, soit de l'estomac seul, soit, et ceci est la règle, d'une partie plus ou moins grande du tube digestif, ou même de son ensemble.

La sensibilité générale est affectée à des degrés divers, ce qui ne doit pas nous surprendre, car le malade est toujours un nerveux.

Mais, quelles que soient l'étendue et l'importance de ces troubles, l'apparence d'une santé suffisante se maintient. Il n'y a ni hypochlorydrie, ni dilatation de l'estomac, et, par suite, pas d'hyperacitité organique.

Si, par hasard, de l'hypochlorydrie survient, qui est toujours légère dans ce cas, une action plus énergique du pancréas parait y suppléer.

A côté de ce premier type, il en est un autre, le troisième de la classification d'A. Mathieu, avec hypochlorydrie, dilatation stomacale, stase alimentaire, et hyperacidité organique.

La dyspepsie hyperchlorydrique peut bien aboutir à ce troisième type, mais celui-ci est le plus souvent la conclusion de la dyspepsie nervo-motrice. On peut alors voir les phénomènes nerveux poussés à l'extrême ; les troubles digestifs s'étendent à des degrés divers à tout l'appareil de la digestion.

L'atonie, qui parait débuter par l'estomac, ne se limite pas aux seules couches musculaires de ce viscère, mais peut envahir n'importe quelle partie du système musculaire lisse de l'intestin, des vaisseaux, et de toute région de l'organisme, constituée par ces fibres. Chez quelques malades, l'atonie des muscles lisses et striés est complète, et les autres tissus paraissent encore frappés de déchéance. C'est parmi eux que Glénard avait trouvé son type de ptose viscérale le plus complet, et avait voulu faire, de ce symptôme de ptose viscérale, connexe à bien d'autres encore, le point de départ des dyspepsies nerveuses.

La déchéance peut être poussée assez loin pour que l'état général reproduise l'aspect de la cachexie cancéreuse.

Chez ces nerveux atoniques, les symptômes naissent les uns après les autres, s'ajoutent ; et bientôt les malades sont pris dans plusieurs cercles vicieux. Grâce à leur ptose viscérale, plus ou moins complète, ils voient s'exagérer les phénomènes nerveux généraux et locaux, ainsi que les troubles gastriques, intestinaux, hépatiques et rénaux.

Grâce à la dilatation de l'estomac, que peu à peu vient compliquer celle du petit et du gros intestin, la stase des aliments s'établit tout à son aise. Les diverses fermentations, que n'entravent plus, dans l'estomac, l'acide chlorydrique au pouvoir bactericide, et dans l'intestin, l'expulsion régulière des produits de la digestion, amènent bientôt une auto-intoxication continuelle, qui augmente régulièrement les symptomes de déchéance organique.

Entre le cas le plus simple de dyspepsie nervo-motrice et celui le plus compliqué de dyspepsie avec hypochlorydrie, dilatation de l'estomac, etc., il y en a beaucoup d'autres intermédiaires.

La grande majorité des malades qui rentrent dans le premier type de dyspepsie nerveuse, de A. Mathieu, ou dyspepsie nervo-motrice, retire de Châtel-Guyon les plus grands avantages.

Quant aux hypochlorydriques dilatés, ils éprouvent des effets d'autant plus marqués et plus durables du traitement, que l'ensemble des phénomènes morbides, dont ils sont porteurs, est moins complet.

Toutefois, dans les cas même avancés, où l'atonie gastro-intestinale est absolue, la ptose viscérale très marquée, on peut encore espérer des améliorations.

La limite de l'action thérapeutique des eaux de Châtel-Guyon commence avec les lésions atrophiques des muqueuses gastro-intestinales.

Chez les hyperchlorydriques nerveux, de A. Mathieu, l'emploi de ces eaux exige, au contraire, une grande réserve.

Et d'abord, ceux atteints de la gastro-succorrhée, de Reichmann. c'est-à-dire d'une sécrétion exagérée et continue d'un suc gastrique hyperchlorydrique, paraissent devoir les éviter formellement.

De même, les hyperchlorydriques intermittents, c'est-à-dire ceux chez lesquels l'acide chlorydrique est en excès seulement pendant le cours de la digestion, doivent s'en abstenir.

Il arrive que les hyperchlorydriques nerveux, que nous observons, sont en même temps des constipés. Chez eux, l'eau de Châtel-Guyon paraît plutôt aggraver l'irritation de la muqueuse gastrique.

Cependant, après une cure consistant en bains, irrigations intestinales ou douches ascendantes, on voit fréquemment alors un retour des fonctions du gros intestin.

Pour cette dernière classe d'hyperchlorydriques, il nous est donc permis de croire que le traitement thermal doit surtout consister en l'usage d'une eau thermale alcaline, non gazeuse, prise, soit en boisson, soit en lavage de l'estomac. Les grands bains et l'enteroclyse, avec l'eau de Châtel-Guyon, et un massage abdominal, localisé au gros intestin, le compléteraient.

A côé de ces dyspepsies avant tout nerveuses, il en est d'autres qui constituent également des indications et des contre-indications à notre traitement : leur caractère étiologique va nous permettre de les grouper dans l'une ou l'autre série.

Sont des indications au traitement par les eaux de Châtel-Guyon les dyspepsies chroniques, suites :

1° D'embarras gastriques aigus ;

2° De gastro-entérites aiguës :

3° D'excès fréquents dans l'alimentation, surtout si celle-ci est constituée par des mets épicés, lourds, indigestes, des boissons fortes, ainsi que cela se rencontre chez les peuples du Nord ;

(La muqueuse gastrique peut encore se fatiguer chez certains malades, tels que les divers diabétiques qui sont obligés de se suralimenter.)

4° D'une dilatation primitive de l'estomac, due à une faiblesse constitutionnelle de ses fibres musculaires lisses.

Le professeur Bouchard regarde cette dilatation accompagnée de stase alimentaire, de diminution dans la production d'un suc gastrique actif, de fermentations diverses stomacales, et enfin d'auto-intoxication par les ptomaïnes et les toxines formées, comme la véritable cause de la plupart des phénomènes nerveux et de déchéance, que nous avons décrits chez les hypochlorydriques dilatés, nerveux, de A. Mathieu.

Les partisans du terrain nerveux, cause première de la dyspepsie nerveuse, regardent au contraire cette dilatation, dite primitive, comme l'un des phénomènes qui peuvent se produire au cours du développement naturel et progressif de cette dyspepsie :

5° De la gastrite chronique catarrhale;

(Nous parlerons dans un instant des ulcérations qui accompagnent souvent cette gastrite.)

6° De troubles circulatoires, soit généraux, se produisant, tantôt chez des pléthoriques, qu'améliorent rapidement les eaux de Châtel-Guyon, tantôt chez les cardiaques peu avancés, dont la fibre myocardique est capable d'un retour rapide à un travail utile; soit locaux, survenant chez des cirrhotiques alcooliques, mais seulement quand ces cirrhotiques sont au début de leur affection, et que les cellules embryonnaires n'ont pas encore pu s'organiser en tissu scléreux.

Sont au contraire des contre-indications au traitement les dyspepsies plus spécialement liées :

1º A un obstacle mécanique au passage des matières alimentaires ;

2º A certains états anatomiques de l'estomac :

Gastrite atrophique ;

Gastrite scléreuse :

Cancer.

3º Au développement d'affections atteignant à la fois profondément, dans sa fonction et dans sa structure, un organe important :

Lésions cardiaques non compensées :

Mal de Bright (gastrite urémique) ;

Cirrhoses diverses du foie, etc.

4º Au développement d'affections chroniques, avec tendance à la généralisation : tuberculose, tumeurs malignes, etc.

B. — Ulcérations et ulcère de l'Estomac.

« Dans les dilatations anciennes de l'estomac, écrivait Baraduc
« en 1894, il se produit souvent des ulcérations superficielles,
« multiples de la muqueuse stomacale.

« Le traitement de Châtel-Guyon, associé à un régime
« excluant tous les aliments de consistance dure, réussit très
« bien, excepté chez les alcooliques. Il est encore une affection
« grave de l'estomac, souvent mortelle, dans laquelle j'ai obtenu
« des résultats vraiment remarquables, par le lavage avec l'eau
« de Châtel-Guyon : je veux parler de l'ulcère rond, celui qui est
« caractérisé par la destruction, plus ou moins étendue, de la
« muqueuse de l'estomac, en dehors de l'existence de toute
« formation ayant forme de tumeur.

« Voici dans quels cas et dans quelles circonstances on peut
« avoir recours au lavage. Il faut choisir son moment, c'est-à-

« dire une période de la maladie où l'ulcère est le moins irrité,
« alors que les douleurs sont moins vives et que les hémorrhagies
« sont peu fréquentes, peu intenses.

« Si cet état dure depuis un certain temps, l'occasion est tout
« à fait propice pour commencer le traitement.

« Il s'agit d'utiliser le contact prolongé de l'eau chlorurée avec
« l'ulcère, pour le déterger, d'abord, et le faire cicatriser ensuite
« rapidement.

« Pour cela, le médecin doit faire le lavage avec prudence, et
« l'arrêter aussitôt que l'hémorrhagie se produit, ce qui arrive
« ordinairement au bout de cinq à six séances.

« Cette hémorrhagie, ainsi provoquée, n'a presque jamais de
« conséquences graves ; j'ai traité plus de vingt malades, atteints
« d'ulcère de l'estomac, sans aucun accident sérieux. Elle est, au
« contraire, le signal d'une cicatrisation rapide, mais elle indique
« d'une façon formelle, qu'il faut immédiatement cesser le
« traitement.

« Aussitôt qu'elle se produit, j'abandonne les lavages, je fais
« coucher le malade, et supprime toute alimentation, jusqu'à ce
« que l'hémorrhagie ait cessé ; je lui donne simplement quelques
« cuillerées, d'heure en heure, d'une potion gommeuse, légère-
« ment opiacée.

« Quand l'hémorrhagie est terminée, au moins depuis vingt-
« quatre heures, je commence à nourrir le malade avec la plus
« extrême prudence, aliments liquides, du lait, puis un œuf
« délayé, puis des purées, de la viande extrêmement divisée et
« pulpée, tout cela par une progression très lente ; plus elle est
« lente et plus on est certain d'un heureux résultat, et, presque
« toujours, j'ai obtenu une cicatrisation complète, dans un temps
« qui varie du huitième au quinzième jour. »

Déjà, en 1890, A. Deschamps, autrefois médecin consultant à Châtel-Guyon, avait réuni trois observations de guérison d'ulcérations de l'estomac ; deux étaient consécutives à la fièvre typhoïde chez des jeunes gens, la troisième était d'origine alcoolique probable, chez un homme de soixante-dix ans.

Pour nous expliquer l'action si intéressante, dans ces lésions, de l'eau de Châtel-Guyon employée en lavages de l'estomac, il nous paraît utile de rappeler la pathogénie de ces ulcères.

Les auteurs s'accordaient, il y a quelques années, pour admettre, avec Pavy, que l'acide chlorydrique jouait le rôle capital, dans la production du phénomène de l'auto-digestion de la muqueuse.

Depuis que des études plus nombreuses, plus complètes, ont été publiées sur cette question, il paraît plus vraisemblable que, quelle que soit l'ulcération produite, il y a toujours, et d'abord, un trouble dans la constitution histologique de la muqueuse, ou de la sous-muqueuse stomacales.

Ce changement histologique consiste, soit dans une inflammation des tissus causée par des agents de nature diverse, physiques, chimiques ou microbiens, venus du dehors ou du dedans, et que favorisent une circulation défectueuse, un état général grave : soit dans une dégénérescence quelconque, amyloïde, par exemple.

Dans les cas d'inflammation, qui seuls nous intéressent ici, il se forme des amas embryonnaires qui peuvent mourir et s'éliminer sous forme de petites masses purulentes ou de petites escharres.

Peu importe, dès lors, que l'acide chlorydrique soit en excès, en quantité normale ou même diminué ; aidé par l'acide chlorydrique présent, les acides organiques et les agents microbiens, le suc gastrique pourra agrandir l'ulcération formée, et en augmenter la profondeur.

Nous croyons, toutefois, avec Rémond, de Metz, qu'une hyperchlorydrie très marquée, peut, dans certains cas, devenir une cause d'irritation considérable de la muqueuse, et cela au point d'amoindrir sa résistance vitale, au moins sur quelques points ; mais, nous pensons qu'à cette irritation, même aussi intense, doit encore s'ajouter quelque chose, pour qu'au niveau de ces points affaiblis se produise la nécrobiose superficielle, ou profonde, nécessaire à l'action directe sur la muqueuse du suc gastrique.

Pour que la guérison se produise (et l'on a vu que, pratiquement, nous n'avons établi aucune différence entre les ulcérations diverses de l'estomac, ulcère rond et autres, souvent très difficiles à différencier anatomiquement), il faut que les conditions biologiques des éléments de la muqueuse se modifient en sens inverse ; c'est-à-dire que :

1° La circulation devienne assez bonne pour que les tissus soient mieux nourris et plus résistants ;

2° La fibre musculaire lisse de l'estomac reprenne assez de contractilité pour faire disparaître la dilatation du viscère, et par suite toute fermentation connexe de la stase alimentaire.

3° Les agents irritants, chimiques, toxiques, microbiens, soient régulièrement éliminés.

Or, c'est précisément ce qu'ici l'action puissante de l'eau de Châtel-Guyon permet de réaliser, sauf dans deux circonstances :

Si l'hypochlorydrie est due à une circulation locale définitivement troublée (cirrhose du foie, insuffisance cardiaque), ou liée à un état général grave (urémie, tuberculose) ;

Si l'hyperchlorydrie est marquée : dans ce dernier cas, ce n'est que lorsque la production excessive d'acide chlorydrique aura été modifiée par les traitements alcalins, que l'on pourra recourir au lavage avec l'eau de Châtel-Guyon.

II. — Intestin.

A. — Entérites aiguës et Entérites chroniques leur faisant suite.

L'eau de Châtel-Guyon a une bonne action thérapeutique dans les gastro-entérites aiguës de nos pays, surtout quand elles se compliquent d'ictère.

Parmi ces gastro-entérites aiguës, le plus grand nombre se termine par la guérison ; quelques-unes cependant, soit que la violence de l'infection ait été considérable, ou que le terrain sur lequel ont évolué les micro-organismes soit particulièrement peu résistant, passent à l'état chronique.

Les malades, dont le tube digestif est ainsi profondément atteint dans ses fonctions et dans la vitalité de ses éléments, sont en proie à des selles lientériques ou non, mais toujours diarrhei-ques fétides, à des coliques, à une résorption incessante des nombreuses ptomaïnes et toxines sécrétées dans leur estomac dilaté et leur intestin infecté. Ils ne tardent pas à présenter des signes de déchéance parfois profonde.

Chez eux, l'eau de Châtel-Guyon, administrée par petites doses, arrive à opérer de véritables transformations.

On peut, également, retirer de bons résultats du traitement, *dans les Entérites chroniques des pays chauds* (diarrhée des pays chauds, diarrhée dite de Cochinchine).

Il faut cependant que la dénutrition soit encore réparable, et que l'on n'ait pas de raison de croire que les lésions destructives des muqueuses gastrique et intestinale soient trop étendues.

Dans la dysenterie chronique, le traitement complet est en général suivi d'amélioration.

Il est certain que, dans les cas où les ulcérations guérissables, et siégeant dans le gros intestin, peuvent être mises au contact prolongé de l'eau de Châtel-Guyon, l'influence cicatrisante, aseptique et tonique de celle-ci amène toujours de bons effets pour le malade.

Nous n'avons pas d'observation de cholériques traités pendant leur convalescence avec l'eau de Châtel-Guyon ; toutefois, les résultats obtenus au cours de la convalescence de la fièvre typhoïde, gastro-entérite infectieuse la plus répandue et la plus sévère de nos climats tempérés, nous autorisent à bien augurer de son emploi en pareil cas.

B. — Entérites chroniques d'emblée. — Entéro-colite-muco-membraneuse.

Nous considérons comme étant des contre-indications formelles à notre traitement, les entérites chroniques d'emblée, causées par des lésions tuberculeuses et cancéreuses, primitives ou secondaires ; de même que celles connexes à un mauvais fonctionnement du cœur, du foie, des reins, sans espoir d'amélioration.

La seule forme d'entérite chronique d'emblée et primitive, que nous retenons comme une indication à l'usage des eaux de Châtel-Guyon, est l'entérite muco-membraneuse.

Entérite muco-membraneuse.

Elle diffère de toutes les autres entérites chroniques, par la nature toujours la même du terrain sur lequel elle évolue ; par les troubles trophiques vaso-moteurs, sécrétoires et sensitifs qui sont étonnamment accusés, parfois, dans tout le territoire abdominal ; par de la constipation persistante, et le rejet dans les selles de fausses membranes.

L'entéro-colite muco-membraneuse est si intimement liée à la constipation, à l'atonie intestinale, à la ptose viscérale abdominale, que l'on a invoqué tour à tour l'un ou l'autre de ces phénomènes comme la cause de l'affection. Il est vrai, qu'avant le rejet des fausses membranes, ces signes peuvent exister et même le devancer de longtemps ; mais il est bien établi aujourd'hui, que les neurasthéniques, les neuro-arthritiques, sont seuls atteints d'entéro-colite muco-membraneuse. C'est sur ce terrain bien spécial, que les symptômes se développeront, tôt ou tard, précédés le plus souvent par une constipation opiniâtre, et coïncideront, à un moment donné, avec de l'atonie intestinale, une ptose des muscles abdominaux et des viscères de la grande cavité abdominale.

Ces troubles fonctionnels et trophiques deviendront probablement des causes secondaires puissantes d'irritation, de poussées aiguës dans l'évolution du mal, et contribueront ainsi à entretenir l'entéro-colite muco-membraneuse dans sa chronicité.

Les déformations du tube digestif, dues au déplacement et à l'allongement de ses diverses parties, les tiraillements et les compressions résultant de la chute du rein, du foie, sont suivis de troubles mécaniques dans la circulation des matières alimentaires ou de leurs déchets, de troubles sensitifs et vaso-moteurs abdominaux locaux, de phénomènes éloignés réflexe souvent très marqués, et qui épouvantent l'entourage du malade.

Disons de suite que l'on a décrit l'*Entéro-colite muco-membraneuse* comme pouvant revêtir deux formes :

L'une, qui fait suite à une constipation opiniâtre et de date plus ou moins ancienne, se caractérise par des crises douloureuses variées, parfois intenses, accompagnées ou non de fièvre, à la suite desquelles de fausses membranes sont expulsées. Entre les crises douloureuses, la constipation se maintient;

L'autre, que A. Mathieu nomme justement l'*Entéro-colite muco-membraneuse continue grave*, survient comme la précédente chez les neuro-arthritiques, mais seulement chez ceux à tendance aux manifestations herpétiques.

Cette dernière forme est grave par les phénomènes aigus qui marquent son éclosion, les ulcérations localisées sur la muqueuse du colon, et les hémorrhagies abondantes qu'elles provoquent. Elle débute, ainsi que A. Baraduc l'a fait observer, par des crises extrêmement douloureuses, fébriles, accompagnées du rejet de fausses membranes, par de la diarrhée, des hémorrhagies abondantes et de la tendance à la cachexie ; entre les crises, la constipation n'est pas habituellement notée.

Il est possible que la fièvre, les ulcérations spéciales relèvent, dans ce deuxième type, d'une action microbienne spéciale sur un terrain particulièrement disposé aux manifestations herpétiques des muqueuses ou de la peau.

A cette forme continue grave, si différente par son allure de la forme chronique à évolution lente qui survient chez les constipés habituels, les eaux de Châtel-Guyon ne paraissent pas aussi favorables qu'on serait en droit de l'espérer.

Il n'en est plus de même dans la première forme dont nous avons parlé, et à laquelle seule nous conserverons ici le nom d'*Entéro-colite muco-membraneuse vraie*.

Celle-ci débute insidieusement chez les candidats à l'atonie intestinale et à la ptose abdominale, par des troubles digestifs et de la constipation.

Une fois établie, trois grands symptômes la caractérisent :

A. — Une constipation opiniâtre faisant place de temps à autre à de la fausse diarrhée ;

B. — Des douleurs abdominales continues ou paroxystiques, connexes à des spasmes d'un ou plusieurs segments du colon, ordinairement atone et dilaté, s'accompagnant ou non de fièvre, et coïncidant souvent chez la femme avec les périodes menstruelles ;

C. — L'expulsion de fausses membranes revêtant généralement l'aspect de frai de grenouille épais, de rubans, ou de cylindres. Ces cylindres rappellent l'apparence de la muqueuse intestinale.

Ainsi que l'a montré le professeur Potain, ces fausses membranes ont deux faces : l'une, qui regarde l'intérieur de la cavité intestinale, est lisse et jaunâtre ; l'autre, qui correspond à la muqueuse intestinale même, est blanchâtre, villeuse et piquetée de points noirs. On y a trouvé de nombreux agents microbiens, dont l'action peut parfaitement se manifester, soit en augmentant l'irritation intestinale préexistante, soit en favorisant l'éclosion des accès de fièvre : le colibacille et l'entérocoque de Thiercelin paraissent de beaucoup les plus habituels.

Des hémorrhagies intestinales légères suivent encore l'expulsion des fèces et des fausses membranes ; elles sont très probablement dues, dans cette forme, à la rupture des petits vaisseaux de la muqueuse.

Au moment du rejet des scybales et des muco-membranes, la muqueuse s'hyperémie énormément, l'afflux sanguin est tel que les tuniques affaiblies des petites veines et des capillaires se rompent sous la poussée vaso-dilatatrice : ces hémorrhagies ne ressemblent pas à celles de la forme continue grave fébrile.

Nous verrons plus loin que la lithiase intestinale s'associe à l'entéro-colite muco-membraneuse vraie.

Tous ces symptômes peuvent évoluer sans fièvre; toutefois, A. Mathieu a noté, le premier, les poussées fébriles qui surviennent au cours de l'affection, et peuvent être attribuées soit à la résorption des ptomaïnes, soit à une infection secondaire.

Cette fièvre peut revêtir divers types :

Les crises douloureuses, au lieu d'être *intermittentes*, peuvent se reproduire sans arrêt pendant quelque temps : elles sont *paroxystiques*.

C'est alors que la constipation est plus opiniâtre, les spasmes du colon plus continus; la douleur peut être assez violente pour faire craindre une péritonite, une appendicite.

Ces diagnostics ont pu être portés à cause du siège de la douleur, de son acuité et de la température, au moment de l'examen.

Toutefois, dans ces cas de fausse appendicite, il n'existe pas de plan musculaire dit de défense, et au bout de quelques heures, on peut, ainsi que nous l'avons constaté souvent, déprimer profondément la paroi abdominale, au niveau même du point de Mac Burney. Ce signe de diagnostic différentiel est d'une importance considérable, quand on songe que les phénomènes généraux concommittants, que présentent les malades nerveux, sont extrêmement graves en apparence, et vont parfois jusqu'à imposer à leur entourage l'idée d'une mort possible. Si à ces signes de dépression, d'annihilation de tout l'être, se joint un peu de température, on comprend la difficulté du diagnostic.

Ajoutons que, malgré l'opinion d'auteurs éminents, il est certain, aujourd'hui, que l'appendicite peut parfaitement éclater au cours de l'entéro-colite muco-membraneuse.

Les crises peuvent encore être paroxystiques dysentériformes : le malade rend alors des glaires sanglantes, des fausses membranes sanguinolentes ; il a du ténesme anal, des épreintes rectales et vésicales ; la constipation cesse pendant la crise. On assiste en somme à ce que serait une vraie dysenterie chez un constipé chronique.

Les phénomènes généraux sont encore très marqués dans cette autre forme de crise. Il peut y avoir également des lypothymies, une dépression physique et morale complète en apparence, et le sentiment d'une mort prochaine, qui ne se produit d'ailleurs pas.

Ajoutons que les diverses formes de l'entéro-colite muco-membraneuse s'associent fréquemment, chez la femme, aux troubles de l'appareil utéro-annexiel.

Nous n'insisterons pas davantage sur cette affection, dont nous avons rappelé brièvement la physionomie générale ; et, nous renvoyons ceux de nos confrères que son étude, aujourd'hui à l'ordre du jour, pourrait intéresser, aux travaux d'ensemble de Lagenhagen ([1]), de Vouzelle ([2]), de Gaston Lyon ([3]).

Peut-on guérir de ce processus morbide tenace et pénible ?

Nous croyons le fait rare ; mais, on peut l'améliorer, au point que le malade n'éprouve, qu'à des intervalles éloignés, les crises qui le désolent et lui rendent la vie insupportable.

Les deux stations les mieux qualifiées en France, pour obtenir ce résultat, sont Plombières et Châtel-Guyon.

([1]) Lagenhagen. — *Entéro-Colite Muco-Membraneuse.* — *Semaine Médicale* du 5 Janvier 1898.

([2]) Vouzelle, ex-interne des Hôpitaux de Paris. — *De la Colite Muco-Membraneuse,* thèse parue en 1899.

([3]) Gaston Lyon, ancien chef de clinique à la Faculté de Médecine de Paris. — *De l'Entéro-Colite Muco-Membraneuse.*

L'eau de Châtel-Guyon, employée en boisson, bains et irrigations intestinales, parait surtout agir par son action décongestionnante, régulatrice, tonique et aseptique; elle convient à tous les cas d'entéro-colite muco-membraneuse chez les atoniques nerveux, à la fois faibles et irritables. Le traitement agit localement, et sur l'état général.

Ce que nous avons dit de ses effets, dans les cas de dyspepsies hypochlorydrique et nervo-motrice, montre les résultats que l'on peut espérer, en ce qui concerne le rétablissement, non seulement des fonctions de l'estomac, mais encore de l'intestin.

Les troubles hépatiques concommittants, et qui relèvent d'un ralentissement général de la nutrition (lithiase biliaire, par exemple) ou d'un état congestif du foie, participent à l'amélioration totale.

Il est de première importance, cependant, que les malades ne croient pas qu'il existe au monde une eau capable de leur refaire des parois abdominales et intestinales disparues, et de refixer, en leur place propre, des organes qui ont perdu tout droit de domicile.

Les eaux leur apporteront un soulagement notable, dans la grande majorité des cas; mais, il faudra que ces malades n'oublient pas qu'un régime, plus ou moins sévère suivant les circonstances, une bonne ceinture pour maintenir leur abdomen écroulé, et un massage fait prudemment et dans les règles, sont des adjuvants absolument indispensables à un traitement de chaque jour.

L'entéro-colite muco-membraneuse, avec crises d'hyperchlorydrie et un état d'exaspération nerveuse continue, retirera un grand bénéfice des eaux inermes, thermales, adoucissantes de Plombières.

C. – Constipation.

Châtel-Guyon est depuis longtemps la station classique des constipés; on y venait autrefois avec la résolution bien ferme et bien arrêtée de se débarrasser de sa constipation, quelle qu'en fût la cause, et cela le plus tôt possible. On luttait à coups de verre d'eau.

Peu à peu les idées se sont modifiées; depuis que les observations se sont multipliées et que les propriétés physiologiques des eaux sont mieux connues, ce n'est pas dans une purgation rapide, que l'on cherche la guérison, mais dans une régularisation des fonctions diverses de l'intestin.

Cette méthode, qui tend à être admise par la plupart des médecins consultants actuels, donne, en effet, les résultats les plus durables.

Voyons d'abord quels sont les constipés qui ne doivent jamais venir à Châtel-Guyon.

Ces constipés comprennent tous les malades atteints d'obstruction intestinale chronique, dont la cause peut résider :

1° Dans la cavité même de l'intestin (corps libres venus soit de l'extérieur, noyaux, pépins, vers, etc.; soit de l'intérieur même, calculs biliaires arrêtés dans l'intestin, polypes détachés, etc., obstruant imparfaitement la lumière du tube digestif);

2° Dans un changement histologique, hypertrophique ou cicatriciel trop accentué, de la paroi intestinale;

3° Dans une perversion des rapports normaux entre elles des diverses parties de l'intestin (iléus peu accentué — volvulus incomplet, etc.), ou des rapports normaux de l'intestin avec les organes voisins, par déplacement, traction, compression, hernie;

4° Dans la présence d'une tumeur quelconque extérieure et indépendante de l'intestin qu'elle comprime.

C'est dans une intervention chirurgicale, en général, que l'on trouvera le soulagement d'une telle obstruction intestinale, par l'enlèvement de l'obstacle qui gène le cours des matières.

Il est vrai, qu'au cours de la constipation, telle que nous la comprenons, il peut se produire des phénomènes d'obstruction intestinale, résultant : soit de l'accumulation dans la cavité du gros intestin de calculs biliaires, de sable intestinal, de muco-membranes extrèmement volumineuses, de scybales dures et desséchées ; soit encore d'un changement concommittant dans les rapports normaux de l'intestin et des parties voisines, ainsi que cela se voit constamment chez les neuro-arthritiques atones et ptosiques. Mais, ces phénomènes sont alors simplement connexes de la constipation, dont, par moment, ils peuvent modifier la physionomie.

Nous éliminons aussi tous les constipés atteints d'une affection cérébrale ou médullaire s'accompagnant de parésie du tube digestif.

Enfin, les saturnins nous obligent à formuler la réserve suivante :

Châtel-Guyon peut leur être utile, si leurs reins sont sains, et leurs crises intestinales aiguës disparues depuis déjà quelques mois.

Quant aux malades dont nous allons nous occuper maintenant, nous pensons que le traitement de Châtel-Guyon leur apportera l'amélioration désirée, à la seule condition qu'ils ne recherchent pas un effet immédiat, dont la durée serait plus ou moins problématique.

Ces malades peuvent être classés ainsi qu'il suit :

1° Les constipés par hygiène mal comprise :

Alimentation trop azotée, trop épicée ;

Boissons irritantes, café, alcool, thé, etc.;

Vie sédentaire et renfermée ;

Préoccupations intellectuelles et morales ;

Souci des affaires, etc.;

Et chez lesquels la perte de la fonction s'établit peu à peu, et sans qu'il y ait une prédisposition constitutionnelle quelconque.

2° Les neuro-arthritiques dans le sens le plus large du mot.

Ils peuvent, eux-mêmes, se subdiviser en deux catégories, également prédisposées à la constipation.

A. — La catégorie des neuro-arthritiques sanguins, à cou court. teint coloré, aux muscles solides, avec tendance à l'obésité et aux congestions diverses.

Ces malades ont souvent des hémorroïdes considérables qui aggravent encore leur constipation.

B. — Celle des atones au teint pâle, à l'air profondément triste. au système musculaire peu résistant, chez lesquels les parois abdominales, flasques et distendues, ne peuvent ni maintenir les viscères abdominaux, ni favoriser, par des contractions utiles, la tonicité de l'intestin et la circulation porte.

De ces atones, la grande majorité est composée de sujets amaigris : cependant, les femmes présentent parfois de l'obésité.

Il est alors facile de constater, que sous le pannicule adipeux, plus ou moins épais, n'existe qu'une faible musculature.

3° Les chloro-anémiques, que certains auteurs rattachent au groupe des héréditaires nerveux, et chez lesquels il est souvent difficile de préciser si les lésions du sang sont cause, ou effet, du mauvais état général.

La chloro-anémique, car la femme paye de beaucoup le plus lourd tribut à l'affection, est toujours une constipée. ce qui avait fait dire à Sir Andrew Clarke : « La constipation est bien souvent la cause de la chloro-anémie ; celle-ci n'est que la conséquence de la résorption par l'organisme des produits de décomposition qui séjournent dans l'intestin. Que cette source de poisons disparaisse et la maladie s'amendera. »

4° Les constipés par trouble fonctionnel de l'intestin, soit réflexe, soit lié à une inflammation plus ou moins considérable du tube digestif lui-même, mais sous la dépendance, dans les deux cas, d'une inflammation voisine ou de l'irritation d'un organe voisin :

Appendicite chronique ;
Congestion simple de l'appareil utéro-annexiel (au moment des règles) ;
Perimétrite chronique ;
Pelvipéritonite chronique, etc.

L'eau de Chatel-Guyon, employée sans violence, et sans que l'on veuille, à toute force, un résultat rapide, arrive, peu à peu, à augmenter la sensibilité propre de l'intestin, réveille la tonicité de ses fibres musculaires lisses, excite la sécrétion de ses glandes.

De plus, le foie fabrique la bile en plus grande abondance, au point de donner aux matières leur teinte verdâtre parfois si marquée.

Lorsque ces bons effets sont obtenus, les aliments mieux digérés et le liquide biliaire peuvent alors reprendre leur rôle d'excitants naturels des mouvements peristaltiques intestinaux et de la sécrétion intestinale.

Tout ceci résulte sans doute d'une action particulière excitante sur le système nerveux ganglionnaire abdominal, dont tous les phénomènes physiologiques de la digestion dépendent en majeure partie.

Une fois acquis, les résultats ont comme particularité bien nette leur tendance à persister et leur durée dépend surtout du malade.

Mais que celui-ci, pendant son séjour à Châtel-Guyon, ne croit pas tout perdu parce que son intestin ne reprendra pas immédiatement sa fonction.

Si cet organe n'est que troublé fonctionnellement, ou si la constipation ne dépend que d'une inflammation de voisinage, pouvant s'améliorer, et le fait est fréquent, la guérison est la règle.

Quand la constipation se complique d'une atonie et d'un relâchement par trop considérables des parois abdominales et intestinales, ainsi que des moyens de fixité des viscères abdominaux, l'amélioration obtenue dépend toujours de l'état anatomique abdominal.

Nous avons vu que l'entéro-colite muco-membraneuse, les lithiases diverses coïncidaient souvent chez ces constipés ; l'amélioration porte, à la fois, sur tous ces symptômes connexes.

D. — Lithiase intestinale.

La lithiase intestinale est intimement associée à la constipation et à la colite muco-membraneuse, ainsi que A. Mathieu l'a bien montré le premier en 1896. Cette affection, de même que la colite muco-membraneuse, est une manifestation intestinale du neuro-arthritisme ; elle est caractérisée par l'expulsion de calculs petits, noirâtres, pareils à des grains de sable noir, pouvant s'agglomérer de façon à constituer de petites masses.

Les grains sont formés d'un peu de substance organique autour de laquelle se déposent des phosphates, des carbonates et des oxalates de chaux; quelques-uns se composent uniquement de phosphates ammoniaco-magnésiens.

Ajoutons que la lithiase naît dans le gros intestin, ce qui lui donne une individualité spéciale, et permet de la différencier, étiologiquement, de la lithiase biliaire ou des corps étrangers qui se revêtent, au cours de leur passage dans l'intestin, de couches calcaires.

Nous considérons la lithiase intestinale comme un des modes de réaction de la muqueuse intestinale contre une irritation lente, longtemps prolongée, et due, dans l'immense majorité des cas, à la constipation.

La fausse membrane et la lithiase intestinale sont, à nos yeux, deux faits connexes et dus à la même cause, agissant sur le même terrain neuro-arthritique.

Le professeur Dieulafoy, en 1897, avait indiqué ce terrain comme produisant la lithiase intestinale, au même titre que la lithiase biliaire ou rénale; il faut, semble-t-il, quelque chose de plus : le neuro-arthritisme doit encore se compliquer de constipation.

Celle-ci provoquera, par la présence des scybales, agissant en qualité de corps étrangers, par les ptomaïnes dues à la fermentation des matières dans le gros intestin, par les toxines que pourront dès lors plus facilement sécréter les micro-organismes du tube digestif, et la lithiase intestinale et l'entéro-colite muco-membraneuse.

Mazeran a bien fait d'insister, dans sa thèse, sur l'absence de cheminement vers l'extérieur des matières contenues dans l'intestin, dans l'étiologie de la lithiase intestinale.

Ce ralentissement prolongé force, ainsi qu'il le fait justement remarquer, le mucus épais des glandes utriculaires de Wepfer et des glandes de Lieberkühn, à large goulot, à rester sur place, et à devenir un vrai centre de précipitation pour les matières minérales qui paraissent provenir des cellules épithéliales desquamées (Lagenhagen), et des exsudats liquides de l'intestin; ceux-ci sont résorbés rapidement par la muqueuse irritée, et peuvent abandonner les sels qu'ils tiennent en suspension (Potain).

Une fois constituée, la lithiase donne naissance à des symptômes douloureux, à des coliques avec irradiations appendiculaires, accompagnés ou non de phénomènes nerveux réflexes.

Dans cette affection, ainsi que dans l'entéro-colite muco-membraneuse qui lui est si intimement connexe, la muqueuse tend à réagir de la même façon, à un moment donné.

Après avoir été, pour cette muqueuse irritée, un mode de protection spontanée de l'économie contre les scybales, les ptomaïnes, les toxines, les agents microbiens, la muco-membrane épaissie agit à son tour comme un corps étranger; les grains lithiasiques une fois formés agissent, eux aussi, comme des corps étrangers, sans cependant avoir jamais joué un rôle de protection pour l'intestin. Dès lors les crises douloureuses d'expulsion de l'entéro-colite muco-membraneuse, de la lithiase intestinale, sont facilement explicables: et, l'on comprend pourquoi le traitement, dirigé avec efficacité contre les cas d'entéro-colite muco-membraneuse, se montre également de la plus grande utilité dans ceux de lithiase intestinale.

Ce que nous avons dit des traitements comparés de Plombières et de Châtel-Guyon, au sujet de l'entéro-colite muco-membraneuse, nous pourrions le répéter dans ce chapitre de la lithiase intestinale.

E. — Typhlite et Appendicite.

Jusqu'à l'époque où l'on put enfin porter le bistouri dans la cavité des séreuses et sur les organes qu'elles enveloppent, l'appendicite était rare, la typhlite fréquente, et la constipation regardée comme la cause habituelle de la maladie. Il avait dès lors paru naturel de demander aux propriétés laxatives des eaux de Châtel-Guyon, sinon la guérison, du moins l'amélioration de la cause ordinaire de cette affection toujours grave, et à leurs propriétés décongestionnantes et fondantes, la résorption des dépôts inflammatoires, reliquats de la pérityphlite.

Depuis une dizaine d'années, les interventions nombreuses des chirurgiens ont montré que la typhlite d'autrefois est presque toujours constituée par une lésion de l'appendice ; on a dû renverser l'ancienne proposition : aujourd'hui la typhlite est l'exception, l'appendicite la règle.

L'examen minutieux des lésions et l'étude de leur évolution n'ont pas eu seulement pour effet de changer un nom, ce qui eut été d'un mince résultat pratique pour le malade, mais ce qui est capital, ils ont encore amené, peu à peu, la très grande majorité des chirurgiens et des médecins à modifier totalement le traitement de l'affection, suivant le moment où ils sont appelés auprès du malade, et suivant la forme que revêt la maladie.

Il est résulté de ces changements de traitement basés sur la raison, ainsi que des résultats fournis par les statistiques des principaux chirurgiens dont l'honnêteté professionnelle ne peut être suspectée, que l'indication des eaux de Châtel-Guyon dans la typhlite et dans l'appendicite n'est plus aussi absolue que jadis.

La typhlite vraie, stercorale, la seule que l'on ait actuellement le droit de conserver (Jalaguier), est directement liée à la constipation. Celle-ci, lorsqu'elle est chronique, peut amener le tassement et la stagnation dans le cæcum des matières dures et desséchées: ces dernières agissent alors comme des corps irritants, amènent des troubles de la circulation; bientôt les micro-organismes, ajoutant leur action nocive à celle des scybales, font éclater la crise.

D'autre part, la constipation, les gastro-entérites diverses à leur période aiguë ou chronique, la colite muco-membraneuse, un mauvais fonctionnement habituel de l'intestin, les corps étrangers venant soit du dehors, soit que l'organisme les ait lui-même fabriqués, sont des causes prédisposantes, admises par tous, de l'appendicite.

Les corps étrangers qui s'introduisent dans l'appendice peuvent s'en échapper, grâce aux mouvements péristaltiques de ses parois musculaires, et provoquent une série de petites coliques dites appendiculaires; ces coliques sont un avertissement pour le malade.

Le corps étranger ne peut-il s'échapper, on verra dans la cavité close ainsi formée (Talamon) se multiplier les germes microbiens; leur virulence augmentant à mesure que diminue la vitalité des tissus de l'appendice, l'attaque éclate rapidement.

Il n'est pas toujours nécessaire qu'un corps étranger s'introduise dans la cavité appendiculaire, pour que se forme la cavité close (Dieulafoy). Celle-ci peut être due à un étranglement progressif de l'appendice, torsion, à une coudure, traction, etc.; les microbes dès lors ont beau jeu.

Le mauvais état de l'intestin seul, sans qu'il soit aidé par un agent mécanique, suffit encore au développement des agents infectieux dans l'appendice iléo-cœcal. Les nombreux follicules clos de l'appendice, et la facilité de leur envahissement par les micro-organismes, lui ont doublement valu le nom d'amygdale intestinale.

Il s'impose de ces notions aujourd'hui classiques, que le mauvais fonctionnement persistant du tube digestif, en dehors de toute condition anatomique spéciale de l'appendice, de son méso, du cœcum, etc., toujours impossible à prévoir, constitue, tant qu'il existe, une véritable période prémonitoire de la typhlite et de l'appendicite.

Cette période prémonitoire est une indication bien nette au traitement de Châtel-Guyon, sauf si elle est elle-même sous la dépendance de lésions constituant, par leur nature, des contre-indications, tuberculose par exemple.

Mais, que devons-nous attendre des eaux de Châtel-Guyon lorsqu'il y a eu attaque de typhlite ou d'appendicite ?

I. — Il y a eu crise aiguë de typhlite.

1° Le malade est complètement guéri ; les fonctions intestinales ont repris, il n'y a plus de douleurs abdominales, il n'existe pas d'adhérences ;

2° Il n'y a pas d'adhérences, mais le fonctionnement de l'intestin et l'état général laissent à désirer ;

3° Il y a des adhérences avec état général bon ou mauvais, mais pas de collection purulente ;

4° Il y a encore du pus.

Dans la première hypothèse, Châtel-Guyon ne fera ni bien ni mal.

Dans la seconde et la troisième, il doit être fortement recommandé.

Dans la quatrième, on doit le proscrire et recourir aux moyens chirurgicaux seuls.

II. — Il y a eu appendicite aiguë.

A. — *Il y a eu opération.*

1° Tout est enlevé.

A la suite de l'opération, il peut s'être formé quelques adhérences difficiles à sentir, ou bien le moignon de l'appendice peut être le point de départ de légères douleurs ; l'état général et l'état local sont bons ou pas ;

2° Il y a eu simplement ouverture de l'abcès appendiculaire.

L'appendice est resté ; adhérences, empâtement plus ou moins étendu, état général plus ou moins satisfaisant, la suppuration est terminée ;

3° Il n'y avait pas de pus, mais les adhérences n'ont pas permis l'ablation de l'appendice.

Dans les trois cas, nous conseillerons les eaux de Châtel-Guyon et nous aurons grande confiance dans leurs effets décongestionnants et régulateurs.

B. — *Il n'y a pas eu opération.*

1° L'appendicite peut avoir disparu sans laisser de traces apparentes ;

2° L'appendicite n'a pas laissé d'adhérences sensibles, mais des coliques appendiculaires ou une douleur persistante au point de Mac Burney, et coïncidant ou non avec un état intestinal mauvais, indiquent que la crise peut reparaitre d'un moment à l'autre;

3° L'appendicite est récente; il y a vraisemblablement des adhérences, mais on n'a observé aucune nouvelle crise ou colique appendiculaire;

4° L'appendicite est récente; a laissé des adhérences que l'on peut sentir, difficilement ou non, et l'attaque s'est répétée;

5° L'appendicite est ancienne, à répétition ou non; il y a des adhérences formant une tumeur considérable ou non, mais que l'on perçoit nettement par la méthode de Poncet, de Lyon;

6° L'appendicite parait être liée à de l'annexite; les crises ou les poussées inflammatoires coïncident avec le retour des règles ou des poussées de pelvi-peritonite.

Dans le premier cas, nous conseillerions Châtel-Guyon par précaution.

Dans les deuxième, troisième et quatrième cas, nous recommanderons au malade l'opération dite à froid, car il doit savoir que le retour toujours imminent de la crise le mettra, à chaque attaque, en danger de mort.

Nous l'engagerons même à se faire opérer le plus tôt possible, afin que, s'il existe des adhérences (troisième et quatrième cas), celles-ci n'aient pas le temps de s'organiser en un tissu scléreux assez fort, pour rendre trop difficile, peut-être même impossible, la dissection de l'appendice et sa résection.

Dans le cinquième cas, il nous paraît juste, étant donné la difficulté opératoire probable, de conseiller un long séjour à Châtel-Guyon, afin d'essayer, tout en soutenant la fonction intestinale et l'état général du malade, d'appliquer les effets décongestionnants et fondants des eaux à l'assouplissement des néo-membranes, qui entourent l'appendice et les parties intestinales voisines.

Ce résultat acquis, nous conseillerons l'opération.

Dans le sixième cas, Châtel-Guyon, en diminuant la congestion de l'appareil génital de la femme, et en amendant la pelvi-péritonite chronique, agira directement sur l'appendicite.

Ajoutons que chaque fois qu'au cours d'une opération pour appendicite, des lésions tuberculeuses auront été mises à jour, il est inutile d'envoyer le malade à Châtel-Guyon.

En résumé, si nous voyons dans l'eau minérale de Châtel-Guyon l'un des meilleurs agents de la médication thermale à utiliser pendant la période prémonitoire de la typhlite et de l'appendicite, nous regardons cependant l'intervention chirurgicale comme étant, à l'heure actuelle, le seul moyen efficace d'amener, le plus sûrement, la guérison des malades qu'une première crise d'appendicite a surpris.

Nous ne comprenons pas, qu'en présence des dangers et des infirmités pénibles, que réserve un appendice iléo-cœcal malade, l'on continue, dans tous les cas, à opposer le traitement hydrominéral de Châtel-Guyon au traitement chirurgical. Nous nous sommes efforcés de montrer comment, aujourd'hui, les vertus des eaux de Châtel-Guyon peuvent devenir les auxiliaires précieux de ce dernier mode d'intervention : en ceci, elles joueront un rôle non moins considérable que par le passé dans le traitement de l'appendicite ; et leur application en deviendra plus utile et plus efficace.

Ulcérations intestinales. — Hémorrhoïdes.

A part les ulcérations tuberculeuses, les ulcérations intestinales d'origine inflammatoire, et qui peuvent accompagner les gastro-entérites aiguës ou chroniques infectieuses, sont améliorées par l'eau de Châtel-Guyon en boisson et en bains, surtout celles que l'on peut atteindre directement et aisément par l'entéroclyse, à savoir les ulcérations du gros intestin.

Lorsque les ulcérations accompagnent une mauvaise circulation, résultant de troubles cardiaques ou d'un obstacle au cours du sang dans le système porte, Châtel-Guyon ne doit être conseillé qu'autant que les lésions ne sont pas trop avancées.

Ce que nous avons dit des ulcérations stomacales urémiques ou connexes à des tumeurs néoplasiques de l'estomac est encore vrai, lorsque l'on a affaire à pareilles ulcérations intestinales.

Il est cependant un point important, qui mérite d'attirer notre attention ; l'ulcère du duodénum, en tous points semblable, sauf le siège, à l'ulcère de l'estomac, ne retire aucun bénéfice de l'eau de Châtel-Guyon, quels que soient les caractères du chimisme stomacal au moment du traitement.

Le fait paraît dû à ce que l'eau ne peut alors être employée qu'en boisson, au lieu que dans les cas favorables d'ulcère de l'estomac, le lavage non seulement entraîne les produits irritants et les micro-organismes, mais par le contact prolongé du liquide, accélère encore grandement le processus de cicatrisation.

Des hémorrhoïdes, nous ne dirons qu'un mot.

L'hérédité neuro-arthrique y prédispose ; elles ne sont pas seulement dues à des congestions passives, mais à une altération des

parois veineuses, sous l'influence de troubles trophiques constitu-
tionnels.

Si à l'hérédité viennent s'ajouter une circulation locale ou
générale défectueuse, de l'atonie intestinale, une infection locale,
ainsi que M. Quénu a cru le reconnaître dans quelques cas, etc.,
alors les hémorrhoïdes augmentent de volume et développent la
constipation concommittante. En même temps qu'il améliorera
les autres troubles fonctionnels ou trophiques abdominaux, le
traitement de Châtel-Guyon diminuera les dilatations variqueuses
des veines rectales ou anales.

Dnns les cas extrèmes toutefois, le malade devra recourir soit
à la dilatation, soit à la ligature de ses hémorrhoïdes, soit à leur
excision par le thermo-cautère.

CHAPITRE II

GLANDE HÉPATIQUE ET VOIES BILIAIRES

L'observation clinique nous montre que les selles des sujets soumis au traitement de Châtel-Guyon sont en général fortement colorées par la bile. Cette coloration se produit même chez les atones les mieux qualifiés, et persiste pendant toute la durée de la saison. Il y a donc là, non seulement fonctionnement régulier des voies biliaires extérieures (vésicule, canal cholédoque, cystique, hépatique), mais encore excitation manifeste de la sécrétion glandulaire biliaire.

D'autre part, l'analyse des urines nous enseigne qu'avec le traitement chez les uriques, les phosphaturiques, les azoturiques, l'oxydation de nos tissus est plus complète et mieux ordonnancée, grâce sans doute à une meilleure gérance du système nerveux. Les diabétiques non pancréatiques voient également leur sucre diminuer rapidement.

Ces phénomènes ont pour effet de rendre les milieux organiques moins toxiques, moins acides, et de conserver, en particulier, à la bile l'alcalinité nécessaire pour que la cholestérine s'y maintienne dissoute. La cellule hépatique reçoit donc par la voie sanguine des matériaux de déchets mieux préparés à subir les transformations ultimes.

Ses fonctions uréogénique et glycogénique sont activées, et son produit d'excrétion immédiat, la bile, plus abondant, plus fluide, plus alcalin, ne reste que peu de temps dans les voies biliaires, grâce aux contractions musculaires de la vésicule et des gros canaux, et peut conserver dès lors sa constitution inaltérée.

Ajoutons que les selles provoquées ne sont jamais assez nombreuses et assez rapides, pour qu'il ne soit pas permis à l'intestin de réabsorber une partie de la bile ainsi excrétée, et qui devra, à son tour, favoriser la continuité de la fonction biligénique.

L'étude expérimentale avait fait prévoir ces résultats; l'observation les a confirmés sur le malade.

Il est probable que le rôle de la cellule hépatique, ainsi excitée, ne se borne pas à l'accomplissement des seules fonctions précédentes, mais que sa propriété d'arrêter les poisons et les toxines est encore activée.

Quand à l'action de l'eau en boisson, on peut ajouter celle des bains à eau courante, les phénomènes de tonification générale, de régularisation dans nos échanges atomiques, de plus grande activité circulatoire, portent à un haut degré l'influence du traitement, dans les maladies de foie qui relèvent de Châtel-Guyon.

Cette station ne convient qu'aux cas où la cellule hépatique n'est ni déchue dans ses fonctions, ni modifiée profondément dans sa structure, et si les éléments conjonctivo-vasculaires de la trame n'ont subi aucun changement considérable dans leur disposition et dans leur organisation.

INDICATIONS

A. — Inactivité fonctionnelle du foie.

C'est ce que les Anglais appellent le foie torpide, c'est-à-dire le foie où l'on ne peut déceler aucune modification apparente, aucune lésion organique, mais dont les fonctions diverses paraissent fort endormies.

La bile est très diminuée; et, Murchinson s'est même efforcé d'expliquer la goutte, par cette inactivité fonctionnelle. Il s'est basé sur le rôle uréogénique si important de la cellule hépatique, pour admettre que, dans ce cas d'inaptitude au travail, l'urée ne pouvait être fabriquée. Seuls, des produits intermédiaires à l'albumine, provenant de l'alimentation, et à ce composé chimique d'excrétion normal, se formeraient, tels par exemple que l'acide urique; on aurait affaire à la période prémonitoire de la goutte.

B. — Congestions hépatiques.

La congestion active du foie peut être le fait d'une irritation lente sous la dépendance d'une alimentation trop épicée, trop abondante, de l'usage de boissons fortes, d'une vie sedentaire, d'un mauvais fonctionnement intestinal, de la diathèse urique, ou d'une vaso-dilatation brusque, soit réflexe, soit fébrile.

Sauf dans les cas de congestions hépatiques actives fébriles, qui peuvent s'accompagner de destruction de la cellule, tous les autres cas cités peuvent profiter de l'eau de Châtel-Guyon, ainsi que le gros foie des pays chauds.

La congestion passive n'est guère causée que par des troubles cardiaques ; elle ne peut être améliorée que si le cœur a des chances de reprendre de la vigueur et de mieux remplir son rôle.

C. — Lithiase biliaire.

La lithiase biliaire résulte le plus souvent d'un trouble de la nutrition, amenant la précipitation de la cholestérine et des sels de chaux ; il est bien démontré, aujourd'hui, que l'envahissement primitif des voies biliaires extérieures, par les microbes venus de l'intestin, peut être suivi des mêmes effets.

« L'homme élimine en moyenne 840 grammes de bile et
« 1,200 grammes au maximum par vingt-quatre heures. Il perd
« par cette sécrétion de 20 à 26 grammes de matières fixes, dont
« 10 à 15 grammes d'acides biliaires, et 2 à 3 grammes de choles-
« térine.

« Si cette quantité déjà considérable de cholestérine vient à
« augmenter, ou si les acides biliaires diminuent, ou si la bile
« devient acide, ou si la chaux augmente, la cholestérine se pré-
« cipitera dans la vésicule biliaire, et pourra sans peine produire
« ces calculs si volumineux et si nombreux qu'on y rencontre
« parfois. Le même résultat pourra se produire, s'il y a pour
« quelque motif stagnation partielle de la bile et concentration
« de ce liquide par résorption de sa partie aqueuse. Lorsque
« quelques-unes de ces conditions défavorables à la dissolution
« de la cholestérine viennent à se réaliser, la cholestérine se pré-
« cipite en cristaux que l'on trouve libres et flottants dans la bile.

« Ces cristaux peuvent s'agglomérer et former un calcul, s'ils
« rencontrent un centre de cristallisation, s'il y a dans la vésicule
« quelque matière solide, autour de laquelle puisse se faire le
« dépôt. C'est là la lithiase biliaire. (¹) »

Ces conditions pathologiques, nécessaires d'après le Professeur
Bouchard, à la formation de la lithiase biliaire, se rencontrent
portées au plus haut degré chez les neuro-arthritiques à nutrition
troublée, à bile moins alcaline et plus épaisse.

Toutefois, ainsi que nous l'avons écrit plus haut, l'envahissement du liquide biliaire par les agents infectieux, au niveau surtout de sa cavité de réception principale, la vésicule biliaire,
change sa constitution chimique, et permet aux petites masses
cellulaires, qui proviennent de la muqueuse enflammée, de constituer autant de centres de cristallisation pour les sels biliaires.
Quelques expérimentateurs ont même attribué à la muqueuse,
ainsi infectée et enflammée, la propriété de sécréter directement
une partie des sels de chaux destinés à former les calculs.

Que la lithiase résulte d'un trouble de la nutrition, ou soit
l'aboutissant du développement dans les voies biliaires, de colonies microbiennes ayant émigré hors du tube digestif, le traitement de Châtel-Guyon convient aux différentes indications thérapeutiques de l'affection.

En boisson :

L'eau complète nos oxydations ;
Excite la fonction biligénique de la cellule hépatique ;
Régularise ses fonctions uréogéniques et glycogéniques ;
Favorise, par les contractions des voies biliaires, la descente
des calculs déjà formés, le déversement de la bile dans l'intestin ;

(¹) Bouchard. — *Leçons sur les Maladies par ralentissement de la nutrition.*

Prévient par conséquent l'épaississement du liquide biliaire, sa stagnation et permet à son action antiseptique de s'exercer sur les micro-organismes de l'intestin, et sur ceux qui, normalement, siègent à l'embouchure du cholédoque et du duodénum.

Elle soulage le foie dans son travail d'arrêt des poisons, en augmentant la toxicité et la quantité des urines émises.

En irrigation intestinale :

Elle provoque des mouvements de l'intestin, et, par reflexe, active ceux des voies biliaires.

En application externe :

Nos oxydations sont encore très activées et la circulaton hépatique plus libre, grâce à l'énergique impulsion qu'elle apporte à notre circulation périphérique.

En ceci, les eaux de Châtel-Guyon agissent comme celles de Kissingen, Karlsbad et Marienbad.

Au contraire, celles de Vichy, Vals, etc., toutes eaux alcalines, agissent en neutralisant, par leurs sels alcalins, les acides organiques du sang. Elles accroissent le taux de l'alcalinité de la bile, et aident à la redissolution des cristaux de cholestérine dans un milieu dès lors plus alcalin ; mais elles ne s'attaquent pas à l'origine du mal.

A notre avis, et en ceci nous partageons l'opinion de notre maître et ami le docteur A. Baraduc, c'est par l'association des deux méthodes de traitement, méthode de saturation alcaline et méthode de profonde modification dans nos échanges nutritifs (à laquelle s'ajoute une amélioration notable dans les fonctions physiologiques des voies digestives et hépatiques), que l'on procure aux porteurs de calculs biliaires la plus grande somme de soulagement.

D. -- Cholécystite suppurée. — Angeiocholites

A la suite de la lithiase biliaire, il y a souvent infection des voies biliaires extérieures (infection secondaire, ascendante).

Les cas observés, dans lesquels on a usé de l'eau de Châtel-Guyon en boisson, ont été heureusement influencés par son usage.

Le liquide biliaire, alors sécrété en quantité plus considérable, a pour effet de chasser dans l'intestin les agents d'infection et les liquides déjà envahis.

Est-ce à dire que nous recommanderions l'usage de l'eau de Châtel-Guyon dans tous les cas de cholécystite et d'envahissement des voies biliaires extra et intra-hépatiques par les micro-organismes? Évidemment non; car, lorsque les divers types cliniques de la fièvre qui accompagnent l'infection des voies biliaires, à la suite de calculs, coïncident avec un état général grave, un ictère bien marqué et chronique, des urines fortement colorées par le pigment biliaire, et un état douteux du parenchyme rénal, c'est à l'intervention chirurgicale que nous conseillerons au malade d'avoir recours. On sait quelle est alors l'importance clinique de l'état de la vésicule biliaire pour diagnostiquer l'origine de l'ictère, s'il existe depuis quelque temps, et le rattacher soit à la lithiase biliaire, soit à un néoplasme du cholédoque, de la tête du pancréas ou des parties voisines.

Dans notre thèse de doctorat sur l'état de la vésicule biliaire dans les ictères chroniques par rétention, nous nous sommes attachés tout spécialement à l'étude de ce symptôme, que M. le professeur Terrier a, le premier en France, établi nettement. Toutefois, si l'on ne se décide pas à intervenir directement sur la vésicule et les canaux obstrués et infectés, c'est encore à l'eau de Châtel-Guyon en boisson, que nous engageons nos confrères à recourir. Nous sommes convaincus qu'ils y trouveront un bon auxiliaire du traitement médical ordinaire.

Dans toutes les autres infections des voies biliaires, intra ou extra-hépatiques, chaque fois que la cellule hépatique, malgré la fièvre, l'ictère, les phénomènes nerveux et l'état général, témoignera de sa résistance, l'eau de Châtel-Guyon en boisson, et administrée par petites quantités, se montrera efficace.

CONTRE-INDICATIONS

Chaque fois que, primitivement ou secondairement, la cellule hépatique est atteinte dans sa fonction en même temps que dans sa vitalité par une infection : et sur ce point nous pouvons être rapidement fixés, grâce à l'épreuve alimentaire spéciale ;

Chaque fois que les lésions chroniques de l'élément noble sont généralisées, que les lésions chroniques de l'élément conjonctivo-vasculaire sont notables et définitives ;

Chaque fois que le foie est le siège d'une collection purulente, d'un développement néoplasique malin, tuberculeux, ou syphilitique ;

Dans tous ces cas, Châtel-Guyon est inutile et par conséquent contre-indiqué.

Il en est de même dans tous les ictères par rétention, et qui relèvent d'une tumeur ganglionnaire, d'un néoplasme de la tête du pancréas, du cholédoque.

CHAPITRE III

—

LITHIASES URINAIRES — INFECTIONS ASCENDANTES

MAL DE BRIGHT

Pour que les fonctions du rein s'accomplissent, la cellule rénale doit être saine, la circulation libre ; l'appareil excréteur (calices, bassinet, uretère, vessie, urèthre) normal et largement perméable ; l'action des nerfs qui règlent les vaso-moteurs régulière ; enfin, les matériaux apportés à la cellule, qui doit les éliminer, aussi complètement oxydés que possible. Nous retombons donc ici dans les mêmes considérations préliminaires, qui nous ont guidé dans notre étude sur les résultats obtenus, grâce à l'action de l'eau de Châtel-Guyon, sur l'organe hépatique. Évidemment, l'usage de cette eau facilitera le travail de l'épithélium sain, lorsque la trame conjonctivo-vasculaire ne sera pas trop atteinte : dégagera, par la diurèse toujours si abondante, les voies d'élimination quand elles seront obstruées par un calcul ou envahies par une infection ascendante secondaire (suite de cystite, d'uréthrite, etc.), sauf si l'infection est tuberculeuse.

Cette tâche, toutefois, n'est pas aussi complète que celle que l'on devrait pouvoir escompter, étant donné les propriétés diurétiques puissantes de l'eau de Châtel-Guyon, indice de son action particulière sur l'épithélium du rein : mais, en ceci, nous le verrons plus loin, les résultats ne sont pas concordants.

Les calculs se forment au niveau des calices, du bassinet, de la vessie, et sont dus, dans l'immense majorité des cas, soit à l'augmentation des principes incomplètement oxydés dans un milieu extra-acide (urine des goutteux), à la présence de composés biologiques acides spéciaux (acide oxalique), ou, au contraire, à l'alcalinité anormale de l'urine (phosphates). Des calculs peuvent encore se précipiter, qui sont constitués par de la xanthine, de la cystine ; mais, ces cas sont très rares et nous n'en parlerons pas.

Les calculs qui relèvent de l'acidité anormale et de la composition spéciale de l'urine (acide urique, acide oxalique), lorsqu'ils restent en contact avec la muqueuse des voies urinaires d'élimination, peuvent l'irriter ; l'urine devient, dès lors, le siège d'une fermentation alcaline qui permet aux phosphates de se précipiter et d'augmenter, par leur dépôt sur les premiers calculs, le volume de ces derniers.

Les concrétions phosphatiques peuvent exister, sans même qu'il y ait eu lithiase urique ou oxalique, car elles sont la conséquence directe de toute fermentation ammoniacale de l'urine (infection de la vessie dans les cas de catarrhe chronique, chez les prostatiques, chez les rétrécis).

Dans tous les cas de calculs d'origine acide, l'eau de Châtel-Guyon agit d'abord comme modificatrice de la nutrition, tendant à prévenir la formation d'autres cailloux ; quand ceux-ci existent, qu'ils soient uriques, oxaliques ou phosphatiques, elle tend, par la diurèse puissante qu'elle provoque, par la contractilité de la vessie qu'elle réveille, à désobstruer les voies urinaires encombrées et infectées.

1° Elle modifie profondément l'acidité de nos tissus par l'accélération de la nutrition et la transformation plus parfaite des matériaux azotés.

Elle aide à la solubilité de l'acide urique, grâce à la formation des urates de lithine.

Elle diminue ainsi la fabrication des urates et de l'acide urique ; et, augmentant la dose d'urée totale, ajoute encore à ses propriétés diurétiques par celles qui appartiennent à ce corps, terme ultime de nos transformations azotées ;

2° Nous venons d'indiquer comment elle agit sur les calculs, quelle que soit leur origine. S'ils sont trop considérables pour être rejetés, la diurèse aura pour effet d'éliminer la plus grande masse des agents microbiens, de leurs toxines, du pus, et de préparer ainsi au chirurgien l'intervention, qui, seule, pourra débarrasser le malade de sa pierre rénale ou vésicale ;

3° Dans les cas de rétrécissements de l'urèthre, il est bien évident que l'infection vésicale, les calculs phosphatiques ne disparaitront qu'avec le débridement de l'obstacle. Une fois seulement celui-ci effectué, l'eau de Châtel-Guyon reprendra toute son action thérapeutique.

4° Dans les cas de congestion prostatique, elle agit comme décongestionnante, tonifie le muscle vésical, et combat toujours, par la diurèse abondante, l'infection ammoniacale ;

5° Ajoutons que les cystites simples, les vieilles uréthrites, sauf si elles sont tuberculeuses, s'améliorent souvent rapidement.

Nous engageons les malades atteint d'hyperacidité urinaire à faire une saison soit à Vichy, soit à Vittel ou Contrexéville, et à associer les bénéfices qu'ils retireront alors d'une médication purement alcaline ou purement diurétique, à celle diurétique et modificatrice de la nutrition de Châtel-Guyon.

Dans tous les cas de calculs phosphatiques, d'infection urinaire, de catarrhe simple, d'uréthrite ancienne, nous ne saurions trop insister sur le traitement de Châtel-Guyon et celui de Vittel ou de Contrexéville combinés.

L'action de l'eau de Châtel-Guyon sur l'élément noble du rein, dans la néphrite aiguë, dans le mal de Bright, ou lorsque il y a des phénomènes urémiques non associés à l'albuminurie ou à l'anasarque, est encore indéterminé : c'est du moins notre conviction personnelle.

A la suite d'une observation intéressante, où l'amélioration fut aussi considérable que possible, et que Gübler rapporte, au sujet d'un malade atteint de néphrite parenchymateuse, caractérisée par une albuminurie abondante, une desquamation de cellules rénales notable, un anasarque étendu, Châtel-Guyon reçut la visite d'un certain nombre de Brightiques. Les résultats, toutefois, ont varié, et nous croyons que de nouvelles recherches s'imposent sur ce point. D'ailleurs, à propos de l'albuminurie, nous dirons ce que nous croyons pouvoir affirmer dès à présent.

Les cas de mal de Bright se ressemblent souvent peu ; les lésions anatomiques varient, portant tantôt sur le parenchyme, tantôt sur l'élément conjonctivo-vasculaire, tantôt sur les deux, sans que l'on sache lequel est le plus atteint. En conservant cette dénomination de mal de Bright, les pathologistes eux-mêmes ne nous aident guère dans l'étude des divers traitements de cet ensemble symptomatique, qui répond à des ensembles anatomiques différents.

Il y a donc là sujet à plus amples et plus nouvelles recherches : car il importe, en présence de l'action considérable de l'eau de Châtel-Guyon sur l'appareil urinaire tout entier, que nous soyons fixés sur les résultats à attendre.

CHAPITRE IV

—

UTÉRUS ET ANNEXES

L'observation clinique nous autorise à attendre des eaux chlorurées magnésiennes et sodiques, thermales et gazeuses de Châtel-
Guyon, les résultats les plus favorables, chaque fois que, dans les
affections de l'appareil utéro-annexiel, il sera nécessaire d'obtenir
un réveil de la fonction de ces organes, leur décongestion, ou
l'amélioration de lésions inflammatoires chroniques, non compliquées de collections purulentes siégeant dans le petit bassin.

Les bons effets thérapeutiques qui s'exercent sur l'organisme
tout entier et sur le tube digestif (dont quelques affections sont
fréquemment associées aux troubles de l'utérus et des annexes,
soit par action réflexe, soit par propagation par les lymphatiques
des agents morbides) s'ajoutent aux modifications produites directement sur l'appareil génital de la femme, par l'eau en boisson et
en application immédiate.

L'aménorrhée, chez les jeunes filles chlorotiques, chez les
femmes dont les organes sont histologiquement modifiés et l'état
général déprimé ;

La dysménorrhée, tenant soit à un mauvais état général, soit à des troubles locaux, qui peuvent se compliquer de poussées de pelvipéritonite ;

La dysménorrhée membraneuse ;

La métrite chronique du col et du corps, sauf lorsqu'elle évolue sur un terrain manifestement scrofuleux, ou se manifeste chez des vieilles femmes, sous forme de métrite sénile, facile à confondre avec le cancer, et sur laquelle les auteurs anglais insistent avec raison : dans ces deux cas, nous aurions plus de confiance dans les eaux chlorurées fortes de Salies-de-Béarn, de la Mouillère-Besançon, de Balaruc ;

Les salpingites chroniques, sauf quand elles sont manifestement compliquées d'une poche purulente ou sous la dépendance de la tuberculose ;

Les ovarites simples ;

Les pelvipéritonites sans collections purulentes ;

Les ménorrhagies et les métrorrhagies qui reconnaissent pour cause une déviation de l'organe, une délivrance incomplète, ou ce que les Anglais appellent la subinvolution utérine ;

Constituent les indications par excellence du traitement à Châtel-Guyon.

Ajoutons que, bien que les métrorrhagies et ménorrhagies, liées à une délivrance probablement incomplète, soient absolument améliorées à Châtel-Guyon, nous croirions faire œuvre de retardataire en ne conseillant pas d'abord, dans ces cas, l'opération si simple du curettage, qui débarrassera l'utérus, en quelques minutes, de reliquats toujours prêts à s'infecter et à saigner abondamment.

Après le curettage, Châtel-Guyon sera tout indiqué pour assurer le retour complet à un fonctionnement normal de l'appareil génital.

Il a paru à quelques-uns que des fibromes de petit volume avaient encore été améliorés; cependant, à notre avis, les indications, que nous avons formulées plus haut, sont les seules sur lesquelles on puisse tabler avec une quasi certitude.

Les fibromes sans hémorrhagie retireront un plus grand bénéfice de Salies-de-Béarn, de la Mouillère-Besançon et de Balaruc.

Ceux accompagnés de pertes de sang abondantes doivent être enlevés le plus vite possible. Toutefois, si la malade est trop affaiblie, par suite d'hémorrhagies continues, pour supporter une opération, nous pensons que l'application de la méthode d'Apostoli, en supprimant temporairement l'écoulement sanguin, lui permettra d'améliorer son état général. Lorsque ce point important aura été résolu, c'est à l'intervention chirurgicale seule, qui enlèvera la cause du mal, que nous engagerons la malade à avoir recours.

Cette pratique, que nous avons vu suivre dans ce dernier cas et à plusieurs reprises par l'un de nos anciens maîtres de Paris, M. le professeur agrégé E. Schwartz, nous a frappé par les bons résultats obtenus.

Il est encore une classe bien intéressante de malades dont nous voulons dire quelques mots, avant d'en finir avec ces considérations sur les affections de l'utérus et des annexes, et qui retirent un grand bénéfice des eaux de Châtel-Guyon.

Ces malades, des aplasiques artérielles, paraissent avoir un vice de développement de leur feuillet moyen du blastoderme, une aplasie du feuillet moyen du blastoderme, comme disent les Allemands.

Deux symptômes cliniques importants caractérisent la physionomie génitale de ces aplasiques : elles sont réglées très tard et ont des règles à peine esquissées, très souvent absentes; de plus, chez elles, la ménopause s'établit de bonne heure, vers trente-sept ou trente-huit ans, c'est-à-dire bien longtemps avant l'époque moyenne normale. Il s'ensuit que l'on assiste chez ces femmes à une évolution remarquablement courte de la période sexuelle active. Ajoutons qu'à ces signes spéciaux correspond un défaut de développement de l'appareil utéro-annexiel.

Chez ces malades aussi profondément atteintes dans les manifestations spéciales à leur sexe, se notent encore des troubles circulatoires et cardiaques dus à l'aplasie de leurs artères, des troubles rénaux caractérisés par l'abondance des urines (tant que le cœur résiste), et de l'albumine, un mauvais fonctionnement du tube digestif, etc.

Nous reviendrons, à propos de l'albuminurie, sur cette catégorie de malades, étudiées chez nous, il y a déjà une dizaine d'années, par le docteur Bezançon, ancien interne du docteur Lancereaux, médecin de la Pitié, dans sa thèse sur l'aplasie artérielle. Disons dès maintenant qu'à l'amélioration totale chez ces artérielles atones et aplasiques, l'appareil génital participe largement.

CHAPITRE V

—

APPAREIL DE LA CIRCULATION

I

Les neuro-arthritiques présentent souvent, au cours de leur période de formation, des poussées congestives, qui se traduisent par des hémorrhagies généralement sans gravité. Ces mêmes sujets, dont le système capillaire est ainsi le siège de fluxions actives, sont l'objet, dès qu'ils sont complètement formés de troubles de nutrition particuliers, du côté de leurs artères ou de leurs veines, quelquefois de tout leur appareil circulatoire.

Chez les uns, prédominera l'endartérite déformante ou artério-sclérose ; chez les autres, l'inflammation chronique de l'endo-veine avec dissociation et dilatation consécutives des tuniques musculaires veineuses, d'où formation de varices.

Il est commun de voir ces neuro-arthritiques atteints de dyspepsie gastro-intestinale nervo-motrice, et nous savons que dans ce cas, la constipation est la règle. Or, chez ces artério-scléreux et ces variqueux, l'amélioration ou plutôt le retard dans le développement progressif des lésions se fait sentir en même temps que s'amende le mauvais état général, et que s'effectuent plus aisément les fonctions digestives et rénales.

Parmi les neuro-arthritiques, nous savons encore que ceux que l'on peut appeler justement les pléthoriques, et qui sont prédisposés à toutes sortes de poussées congestives veineuses, se trouvent d'autant mieux du traitement hydrominéral de Châtel-Guyon que leur appareil digestif est plus paresseux.

Nous devons ajouter un mot au sujet des cardiaques.

Les cardiaques jeunes, dont les lésions d'orifice sont compensées par un myocarde encore puissant, et dont on peut facilement réveiller la puissance d'action, peuvent user avec profit, mais seulement en boisson et en petites quantités, de l'eau de Châtel-Guyon.

Aux artério-scléreux, dont les lésions d'endartérite sont telles, que le cœur, pour arriver à suffire à sa tâche, doit lancer le sang à travers de véritables tubes rigides, avec une pression très considérable ; de même qu'aux porteurs d'anévrysmes de la crosse de l'aorte, de l'aorte descendante, etc., dont le myocarde est soumis au même travail excessif, nous déconseillerons l'usage de Châtel-Guyon.

Aux artério-scléreux, dont le muscle cardiaque ne suffit plus à sa tâche et dont les reins ne paraissent pas trop touchés par la sclérose conjonctivo-vasculaire, nous permettrons de petites doses d'eau minérale plusieurs fois répétées dans la journée, afin d'activer la fonction rénale, et d'aider le fonctionnement, toujours déplorable dans ces circonstances, de l'appareil de la digestion.

En résumé, les propriétés particulières de l'eau de Châtel-Guyon sur les fibres du cœur, sur celles des capillaires, des veines et des artères, doivent être utilisées dans les cas indiqués.

Son action spéciale sur la nutrition est absolument favorable, au début de l'envahissement par l'endartérite chronique des artères et artérioles, chez les arthritiques.

II. — Hémiplégies et paralysies d'origine vasculaire.

Il fut un temps où les hémiplégiques venaient en grand nombre à Châtel-Guyon. Ils espéraient que les propriétés fondantes, résolutives et décongestionnantes de ses eaux feraient s'évanouir rapidement leurs vieux foyers hémorrhagiques ou leurs cicatrices cérébrales et médullaires.

Les choses ont un peu changé depuis quelques années.

Nous avons déjà affirmé les bons effets de l'eau de Châtel-Guyon dans toutes les congestions passives. Cette action favorable se manifeste à la fois dans les cas de pléthore cérébrale, lorsque celle-ci relève de la tendance générale de l'individu aux congestions passives, et dans ceux de congestions actives, sous la dépendance d'un travail cérébral exagéré, de préoccupations diverses, etc.

Toutefois, nous conseillons aux artério-scléreux hémiplégiques par suite d'une embolie ou d'une hémorrhagie cérébrales, d'éviter notre traitement.

Les seuls sujets frappés d'hémiplégie ou de paralysie, après un ictus apoplectiforme, et qui peuvent espérer une amélioration dans notre station, sont ceux à cœur et vaisseaux à peu près sains, dont l'ictus doit être regardé comme un accident, plutôt que comme le terme obligé d'une lésion chronique de leurs vaisseaux cérébraux.

Même à ces malades, nous recommanderons un repos de plusieurs mois, avant de recourir au traitement.

Il importe que tout danger d'hémorrhagie secondaire soit réduit au minimum. Quand la paralysie ou l'hémiplégie paraissent dues à une embolie, l'attente peut être moins longue.

CHAPITRE VI

TROUBLES DE LA NUTRITION GÉNÉRALE

I. — Goutte. — Obésité. — Diabète. — Phosphaturie.

Nous avons eu si fréquemment l'occasion de parler de ces divers troubles nutritifs, et de décrire les effets thérapeutiques que révèle l'observation des malades soumis au traitement de Châtel-Guyon, que nous n'insisterons pas longtemps sur eux.

Nous rappellerons seulement que, dans tous ces processus morbides dérivant, à notre avis, d'une même prédisposition constitutionnelle, et qui se transmettent par hérédité, tout en se transformant et en se substituant les uns aux autres, suivant l'état des générateurs au moment de la conception, le sexe des divers descendants, les climats différents sous lesquels ils habitent, et le genre de vie qu'ils mènent, il est presque toujours nécessaire de combiner, avec notre traitement hydro-minéral si spécial, ceux plus alcalins de Vichy, Vals, Pougues, etc.

Les effets dialytiques remarquables des eaux de Contrexéville, de Vittel, s'ajouteront encore avec profit à ceux de Châtel-Guyon, dans les cas de diathèse urique et oxalique.

C'est par l'emploi de ces traitements variés que l'on obtiendra les résultats les plus complets et, par suite, les plus durables.

Quand l'obésité existe chez les lymphatiques, les sujets névropathes et atones, et que ces obèses se soumettent au traitement hydro-minéral seul, fréquemment on observe la disparition du pannicule adipeux épais que favorisait et entretenait une combustion intra-cellulaire incomplète.

Si l'obésité se montre chez des personnes vigoureuses, fortement charpentées, actives, au teint coloré, le résultat peut être douteux ; car, dans ce cas, la diminution de poids obtenue au détriment des cellules adipeuses peut être compensée par une augmentation du volume des cellules musculaires mieux irriguées, mieux oxygénées. L'abdomen, néanmoins, grâce à un fonctionnement plus régulier du tube digestif, à une congestion abdominale moins prononcée, diminue de volume.

Nous avons appliqué jusqu'ici à Châtel-Guyon, pour la cure de l'obésité, le traitement hydrominéral complet, associé à un régime alimentaire spécial, au massage, à une sudation modérée par l'étuve sèche, à la combustion naturelle des matériaux de réserve par le moyen des exercices physiques, marche, cyclisme, etc.

Mais, il nous a toujours paru imprudent de fournir à l'organisme une quantité de liquide en boisson matériellement insuffisante pour assurer une diurèse utile, et empêcher que les produits éminemment toxiques, dont l'urine est alors chargée, ne finissent, après quelque temps, par irriter trop profondément l'épithélium rénal.

Nous ne rationnons donc que très peu nos malades obèses, sous le rapport des boissons.

Les diabétiques glycosuriques neuro-arthritiques, ceux que le docteur E. Lancereaux a surnommé les diabétiques gras, parce qu'au début de la maladie et pendant toute la longue durée de sa période d'état, ils conservent leur embonpoint, ne sauraient trop (nous ne craignons pas d'insister sur ce point) user de l'eau de Châtel-Guyon en boisson.

Les observations précises recueillies depuis longtemps et dont chaque année voit s'augmenter le nombre, nous autorise à reconnaître aux eaux polymétalliques de la station une action véritablement active, chaque fois que l'on aura à traiter un diabète glycosurique simple ou compliqué d'azoturie.

Notre réserve commence lorsque, chez un ancien diabétique, existe une albuminurie très abondante. Il y a alors à craindre que l'épithélium rénal, déjà atteint par le travail chronique inflammatoire de la trame conjonctivo-vasculaire des reins, et qu'affaiblit encore l'élimination prolongée de substances irritantes, ne réponde point à l'incitation nouvelle thérapeutique de nos eaux.

Dans ce cas les résultats obtenus sont parfois en opposition ; et ici encore, de nouvelles recherches s'imposent.

Il y a lieu, par conséquent, de procéder avec prudence.

Le diabète maigre ou pancréatique n'a pas paru retirer de grands bénéfices du traitement, et rien ne fait prévoir que l'on doive arriver dans le futur à de meilleurs résultats.

II. — Anémie. — Chlorose. — Neurasthénie.

L'anémie, suite de maladies aiguës, d'une hygiène mal comprise ou d'un long séjour aux colonies, la chlorose et la neurasthénie, toutes trois si intimement associées au fonctionnement défectueux du tube digestif, à une inactivité des globules rouges, à un manque ou à une perversion de l'excitabilité du système nerveux, ont dans nos eaux chlorurées, ferrugineuses effervescentes, un des meilleurs agents d'amélioration et de guérison.

Nous rappellerons que Gübler recommandait, dans le traitement de ces diverses affections :

1º Les eaux martiales gazeuses, qui pétillent comme du champagne et sont non seulement les plus agréables, mais encore les plus légères et les mieux tolérées par l'estomac, grâce à l'acide carbonique, leur condiment naturel ;

2º Les eaux salines, chlorurées sodiques et magnésiennes, qui fournissent au sérum leurs sels neutres.

3º Il ajoutait : mais celles qui brillent au premier rang sont les eaux salines, ferrugineuses et gazeuses à la fois. Et, en effet, elles présentent toutes les qualités requises pour influencer favorablement le réveil de l'activité de nos globules sanguins.

Nous savons que les eaux de Châtel-Guyon possèdent cette peu commune composition chimique, et les résultats obtenus ont confirmé depuis longtemps l'opinion de Gübler.

III. — Rhumatisme chronique.

Il semblerait que le rhumatisme chronique, qui est certainement lié à des troubles trophiques sous la dépendance d'une perversion nerveuse héréditaire, dût être heureusement influencé par le traitement de Châtel-Guyon.

Or, la pratique nous apprend que le traitement externe minéral est plutôt nuisible aux malades, dont les articulations sont le siège de poussées inflammatoires chroniques, avec ou sans déformation.

La seule façon utile d'employer, en pareil cas, l'eau de Châtel-Guyon, est de la donner en boisson. Ainsi administrée, elle amènera de bons résultats, si on l'associe au traitement externe d'Aix-les-Bains, aux bains d'une haute thermalité naturelle (Néris-les-Bains), à ceux d'une thermalité élevée en même temps que d'une teneur considérable en chlorure de sodium (Balaruc-les-Bains), en sulfures (diverses stations des Pyrénées), ou encore à ceux de Châteauneuf.

IV. — Albuminuries.

La majorité des auteurs tend à admettre aujourd'hui que l'albuminurie vraie (c'est-à-dire la présence dans les urines d'albumines que l'on ne peut séparer de la sérine et de la globuline, albumines normales du sang, car elles réagissent comme celles-ci en présence de la chaleur et des acides), ne peut se produire sans qu'il y ait un trouble fonctionnel de la cellule rénale.

Ce trouble est dû tantôt à une cause très simple, passagère, et ne s'accompagne que d'un léger état irritatif de la cellule; dans d'autres cas, il peut être le siège révélateur d'une déchéance profonde de l'élément épithélial.

Quelques pathologistes prétendent que l'albuminurie n'est pas toujours liée à une irritation, même légère, de la cellule excrétante, mais qu'elle trouve son explication dans une diffusibilité plus grande d'albumines modifiées contenues dans le sang, et présentant les mêmes réactions vis-à-vis des réactifs acides et de la chaleur que la sérine et la globuline. On voit donc qu'en fait, il serait impossible de diagnostiquer ces albumines renfermées dans les urines, de l'albumine normale : leur diffusibilité plus grande leur permettrait de passer à travers le glomérule sain, et sans que la pression sanguine fût modifiée.

Cette albuminurie spéciale se rencontre dans les maladies par ralentissement de la nutrition (il y aurait même, pour quelques-uns, une diathèse albuminurique); dans les cas de mauvais fonctionnement du tube digestif; bref, chaque fois que la constitution de l'individu ou un poison quelconque, provenant de l'organisme ou d'agents microbiens, empêcheraient la transformation des matières albuminoïdes de la nutrition en une sérine et une globuline normales.

A ces albuminuries que l'on nomme souvent fonctionnelles ou physiologiques, parce que l'on ignore leurs rapports avec l'état anatomique de la cellule rénale, et que leur étiologie est souvent très difficile à déceler, on reconnaît en pratique courante le caractère chimique distinctif suivant : le coagulum formé par la chaleur ou les acides consiste en un nuage homogène, qui persiste dans la partie de l'urine soumise à l'ébullition, et n'offre aucune tendance à se rassembler en petites masses rétractiles qui tomberaient au fond du tube-éprouvette.

L'albuminurie dite physiologique se montre donc chez des nerveux simples, des neuro-arthritiques affligés d'une diathèse quelconque, goutteuse, rhumatismale, etc., bien caractérisée, chez des héréditaires n'ayant encore eu aucune manifestation spéciale de la diathèse ancestrale, soit même chez des sujets à l'aspect absolument satisfaisant.

Parfois l'albuminurie physiologique est passagère, intermittente; dans d'autres cas, elle persiste, est plus marquée le soir que le matin au réveil; et, dernièrement, M. le professeur Tissier, de Lyon, a insisté sur ce double caractère de ténacité dans l'apparition de l'albumine et de sa moindre abondance au moment du réveil.

Dans l'un des chapitres précédents, nous avons eu l'occasion de parler des aplasiques artériels. Les femmes constituent la grande majorité de ces malades, et chez elles l'état anatomique de l'appareil circulatoire général et rénal coïncide fréquemment avec des urines souvent assez abondantes, mais pauvres en urée (7, 8, 9 grammes par litre) et contenant de l'albumine. Les fonctions digestives de ces malades, leur état général, sont mauvais. Eh bien, à cette classe d'albuminuriques, de même qu'à ceux qui présentent de l'albuminurie dite physiologique, et sur laquelle nous avons longuement insisté, Châtel-Guyon convient parfaitement.

Nous le recommanderons encore aux cardiaques dont l'insuffisance est peu marquée, amendable, l'état général satisfaisant, et chez lesquels on peut déceler de l'albumine même rétractile.

Notre réserve devient très grande, au contraire, en face des résultats contradictoires du mal de Bright, simple ou compliqué de diabète; et ce n'est pas avant d'avoir poursuivi longtemps nos recherches sur ce point que nous émettrons un avis.

A côté de ces albuminuries, où l'albumine de l'urine est comme celle du sang (sérine et globuline) précipitable par la chaleur et les acides, il en est d'autres qui paraissent se produire dans des conditions plus rares. Les deux principales sont dues au passage dans les urines de la peptone, qui n'est précipitable ni par la chaleur, ni par les acides, et de la propeptone, qui est précipitable par l'acide sulfurique, mais que redissout la chaleur.

Lorsque la peptonurie et la propeptonurie sont liées à des ulcérations de l'intestin, à un mauvais fonctionnement du tube digestif, et c'est la règle, l'Eau de Châtel-Guyon peut être employée fort utilement.

CHAPITRE VII

MALADIES DES ENFANTS

Les maladies du tout jeune âge ont été regardées jusqu'ici comme autant de contre-indications à l'usage de l'eau de Châtel-Guyon. Nous croyons cependant que la plupart des gastro-entérites, même du tout petit enfant, ne pourraient qu'en être favorablement influencées. Les résultats extrèmement satisfaisants qui résultent de son emploi chez l'enfant déjà grand et chez l'adulte, dans les gastro-entérites aiguës ou chroniques d'origine microbienne, autorisent à s'en servir, à doses minimes, il est vrai, chaque fois que le petit enfant sera atteint d'une infection de ses voies digestives, ou même d'un simple trouble de sa sécrétion gastro-intestinale.

Aux enfants lymphatiques, scrofuleux : à ceux qu'une hérédité mauvaise a condamné au rachitisme et aux manifestations tuberculeuses des os et des articulations, convient avant tout le séjour sur les plages de la mer du Nord.

Quelques descendants de neuro-arthritiques, chez lesquels la force vitale paraît bien affaiblie et qui ont besoin d'un air salin.

iodé, puissamment excitant, devront également chercher l'amélioration sur ces mêmes plages ou sur celles de l'Océan.

Châtel-Guyon, par son altitude moyenne, ses propriétés atmosphériques excitantes, mais à un moindre degré que celles de l'air de la mer, convient au contraire à tous les héréditaires neuro-arthritiques, chez lesquels les troubles digestifs, une mauvaise circulation, un retard dans les échanges cellulaires, témoignent déjà de la descendance, mais qui sont énervés au lieu d'être simplement tonifiés, par la brise salutaire du large.

Ses eaux polymétalliques s'associent aux conditions extérieures pour améliorer le fonctionnement des appareils de la digestion et de la circulation chez ces petits atones.

Les résultats obtenus depuis une douzaine d'années à Châtel-Guyon en ont fait à juste titre la station véritablement propre au traitement de cette catégorie de jeunes héréditaires.

CHAPITRE VIII

—

MALADIES DES PAYS CHAUDS

Sous ce titre, nous comprenons toutes les maladies qui siègent exclusivement dans les pays chauds, et celles qui, trouvant là-bas leurs meilleures conditions de développement, peuvent néanmoins se manifester dans les zones tempérées.

Tous ceux qui vont dans les pays tropicaux ne contractent évidemment pas ces affections ; mais, le fait seul d'un long séjour sous un climat aussi chaud, où les conditions de vie sont si différentes des nôtres, suffit pour amener chez la plupart des blancs des dérangements marqués dans le fonctionnement du tube digestif et de la glande hépatique.

L'anémie, même non liée à l'impaludisme, frappe les plus solides : c'est l'anémie essentielle des tropiques.

Nous voyons donc, qu'en dehors des affections spéciales dont la convalescence exige un séjour dans les régions tempérées, il existe des états généraux mauvais, inhérents aux conditions climatériques seules, et qui, eux aussi, obligent tous ceux de notre zone à y revenir tous les deux ou trois ans, pour se reposer et se refaire de nouveaux organes.

Les anémies essentielles des pays chauds ;

L'anémie suite de l'impaludisme ;

L'anémie consécutive aux maladies aiguës ;

Les gastro-entérites chroniques que nous avons déjà étudiées : diarrhée des pays chauds, diarrhée de Cochinchine, etc. ;

Les congestions hépatiques ;

Les hépatites suite de l'impaludisme ;

Les hépatites suite d'affections gastro-intestinales, mais sans foyer purulent ;

L'impaludisme ;

Constituent des indications bien précises à l'usage du traitement de Châtel-Guyon.

Nous ne reviendrons pas sur les conditions climatériques que nous avons longuement exposées dans la première partie de notre étude : qu'il nous suffise de rappeler l'importance de ces conditions de climat, de terrain, d'altitude moyenne au cours de la convalescence des affections tropicales.

CONCLUSIONS THÉRAPEUTIQUES GÉNÉRALES

———

Si nous rassemblons en un bloc les résultats cliniques que nous avons longuement exposés au cours de ce travail, nous voyons que l'eau de Châtel-Guyon paraît agir directement et profondément sur chacun de nos éléments cellulaires; à tous elle donne l'impulsion énergique nécessaire qui relèvera les fonctions de nos différents organes, avec le résultat final de l'amélioration de l'être tout entier.

Cet accroissement de l'activité fonctionnelle permet à l'organisme, et dans les conditions que nous avons indiquées, de lutter contre une hérédité qui empêche son développement normal, ou pervertit ses échanges.

Il l'affermit lorsque la maladie ou une hygiène défectueuse l'ont affaibli.

Il augmente ses moyens de défense contre les agents infectieux du dehors.

La nouvelle et puissante oxydation de nos déchets cellulaires;

L'élimination plus parfaite à travers nos émonctoires de ces déchets, des ptomaïnes et des toxines qui ont pénétré dans nos tissus;

La transformation plus complète des matériaux nutritifs par un tube digestif, dont les éléments divers sont renforcés dans leur pouvoir fonctionnel spécial et leur résistance vis-à-vis des poisons et des agents d'infection :

La lutte contre les micro-organismes de l'appareil de la digestion et de son principal annexe, le foie, au moyen d'un suc gastrique bactéricide, d'une bile antiseptique et d'un suc intestinal aseptique, plus abondants, et que favorise l'expulsion régulière des matières ;

L'action plus directe encore de l'eau de Châtel-Guyon sur les fermentations organiques, les infections primitives ou secondaires dans les dilatations de l'estomac et les affections du gros intestin, grâce aux propriétés antiseptiques de son acide carbonique et de ses bicarbonates ;

Tous ces effets thérapeutiques permettent au sang et à la lymphe de charrier, jusqu'à nos plus petites cellules, de meilleurs produits d'entretien et de réparation.

Les puissantes propriétés toniques et régénératrices de l'eau de Châtel-Guyon n'ont été recommandées jusqu'ici que dans les *états chroniques d'atonie fonctionnelle, générale ou locale, sans lésions inflammatoires ou dégénératives.*

Nous reconnaissons que les inflammations tuberculeuses, les néoplasmes, les diverses dégénérescences, constituent des contre-indications bien nettes à notre traitement ; car, toujours celui-ci paraît accélérer la marche évolutive de ces processus morbides.

Cependant, et nous l'avons vu au cours de cet exposé, nombre d'états inflammatoires chroniques du tissu conjonctif (péritonites appendiculaires, pelvipéritonites, etc.) s'améliorent et se résorbent ; nombre de lésions inflammatoires parenchymateuses chroniques (métrites, salpingo-ovarites, quelques cas de néphrite épithéliale, certaines gastrites, etc.) s'amendent.

Il y a donc là matière à plus amples recherches ; le point capital n'est plus, à notre avis, le fait, pour nos organes et nos tissus, d'être frappés par une infection ou par toute autre cause, mais bien la façon dont l'élément noble cellulaire se comporte en face de l'agent morbide, et quelle chance lui donnera l'eau minérale, polymétallique de Châtel-Guyon, pour lui résister et réparer sa lésion intime.

Les états aigus fébriles ont également paru des contre-indications formelles à l'usage de l'eau de Châtel-Guyon.

Ici encore on a prétendu qu'elle augmentait les lésions inflammatoires. Il est fort possible que, dans certaines circonstances, elle ait produit ce résultat ; mais, nous savons que dans d'autres cas (gastro-entérites aiguës avec fièvre et liées bien manifestement à une infection des voies digestives, infections secondaires des voies biliaires et des voies urinaires, etc.), on a pu constater les meilleurs effets thérapeutiques. Le symptôme fièvre ne peut donc à lui seul constituer une ligne de démarcation absolue ; il est en général l'indice qui révèle une lutte violente de l'organisme contre un agent envahisseur, et nous nous demandons pourquoi l'on se priverait, par idée de méthode, dans cette lutte, de l'aide d'un médicament tonique, dépuratif au premier chef et régénérateur !

La vérité est que le même travail d'observation qui a été fait pour les états chroniques fonctionnels apyrétiques avec ou sans lésions spéciales, doit être renouvelé pour les états aigus ; après quoi on pourra conclure.

Agir autrement, et d'une façon systématique, serait revenir aux temps déjà lointains, où la fièvre, étant regardée comme toute la maladie, aliments et médicaments toniques étaient défendus, de peur de nourrir la cause du mal.

Il est encore un état, non plus morbide celui-ci, mais physiologique spécial, la *grossesse*, où tout est également à observer.

Nous ne pouvons qu'approuver la réserve de nos devanciers ; ils ont redouté que l'action laxative des eaux de Châtel-Guyon n'amenât des contractions de l'utérus capables de provoquer un accouchement prématuré. L'on sait toutefois aujourd'hui que ce résultat est rarement produit par l'usage des laxatifs et des purgatifs. Pour peu que le filtre rénal paraisse moins bien éliminer les produits éminemment toxiques de la grossesse, et sans même qu'il y ait à craindre des manifestations éclamptiques prochaines, l'on n'hésite plus à user de laxatifs et de purgatifs qui suppléeront à la fonction rénale amoindrie.

Il suffit d'ailleurs d'avoir assisté à des crises d'éclampsie pour savoir que les purgatifs drastiques violents, maintenant classiques, sont, le plus souvent, absolument sans effets sur l'organe utérin.

Il nous paraît donc que l'eau de Châtel-Guyon pourrait être administrée avec fruit, à des doses moyennes, dans les cas d'anémie, de faiblesse, d'état saburral des voies digestives, pendant la grossesse. Il y a alors un excès de poisons organiques que le foie doit arrêter, transformer, et le rein éliminer. Nous nous croyons autorisés à demander que l'on nous aide dans nos recherches sur l'action de l'eau de Châtel-Guyon sur la sécrétion biliaire, l'élimination rénale, le pouvoir contractile du cœur et le fonctionnement des voies digestives pendant cet état physiologique, nous le répétons, et qui si longtemps a inspiré une sorte de terreur mystérieuse à tous les pathologistes.

APPENDICE

—

L'EAU DE CHATEL-GUYON EN DEHORS DE LA SOURCE

Une seule source, la source Gübler n° **1**, fournit à l'exportation. Sa température naturelle est de **28°** centigrade, et sa composition chimique sensiblement la même que celles des autres sources. Sa température un peu plus basse et son débit considérable l'ont fait préférer pour l'usage de l'eau de Châtel-Guyon à domicile.

Depuis quelques mois, un nouveau mode d'embouteillage permet à tous les sels de rester dissous, grâce à la présence constante de l'acide carbonique. Toutefois, la précipitation des carbonates de chaux et de fer, qui se produit sous forme de petits flocons légèrement rouillés, quand la plus grande partie de l'acide carbonique s'est échappée, n'enlève à l'eau aucune de ses propriétés physiologiques importantes. Celle-ci reste puissamment digestive, laxative, tonique et diurétique. Nous ne devons pas en être étonné, puisque les chlorures en sont les constituants les plus énergiques, et que leur solubilité, pas plus que celle des bicarbonates, n'est affectée par la disparition du gaz acide carbonique.

C'est un avantage, cependant, de pouvoir conserver ce dernier. En favorisant la dissolution plus parfaite des sels contenus dans l'eau de Châtel-Guyon, l'acide carbonique permet, en effet, d'utiliser loin de la source une eau minérale plus semblable à celle que l'on retire directement de la vasque.

La température de l'eau change. Dans nos climats, elle s'abaisse parfois considérablement, comme la température ambiante. Rien d'étonnant, par conséquent, que la question ait été agitée de savoir si des effets plus marqués ne seraient point obtenus, en plaçant les bouteilles d'eau minérale dans un bain-marie dont on éleverait peu à peu la température. A cette façon de faire, on a objecté qu'au moment de la chauffe de l'eau minérale, la bouteille doit être débouchée et qu'une grande partie de l'acide carbonique s'échappe, dont l'effet utile, excitant, est ainsi perdu (A. Baraduc).

La question de la température des liquides, qui, de nos jours, a pris une certaine importance, nous engagerait cependant à préconiser l'élévation de la température de l'eau minérale en bouteille, dans la plupart des affections de l'estomac.

Les lavages de l'estomac se pratiquent encore, avec de bons effets thérapeutiques, au moyen de l'eau de la source Gübler n° 1.

Ces deux modes d'emploi, en boisson et en lavages de l'estomac, sont les deux façons pratiques d'utiliser au loin l'eau de Châtel-Guyon.

Ce que nous avons dit de ses effets physiologiques, nous dispense de revenir sur les doses à employer.

Ajoutons que, suivant les malades, l'eau sera mieux supportée à jeun, ou coupée avec du vin au moment des repas.

TABLE DES MATIÈRES

PREMIÈRE PARTIE

GÉNÉRALITÉS

HISTORIQUE SCIENTIFIQUE — ÉTUDE PHYSIOLOGIQUE — RECHERCHES EXPÉRIMENTALES

CHAPITRE Ier

CHAPITRE II

CHAPITRE III

CHAPITRE IV

CHAPITRE V

CHAPITRE VI

TABLE DES MATIÈRES

CHAPITRE VII

DEUXIÈME PARTIE

INDICATIONS ET CONTRE-INDICATIONS A L'USAGE DES EAUX DE CHATEL-GUYON

CHAPITRE Ier

CHAPITRE II

CHAPITRE III

CHAPITRE IV

CHAPITRE V

CHAPITRE VI

CHAPITRE VII

CHAPITRE VIII

—

IMPRIMERIE SCIENTIFIQUE ET LITTÉRAIRE

A. ANCIAUX

20, Rue de l'Arquebuse, CHARLEVILLE.